# 認知症高齢者の口腔ケアの理解のために

編集　一般社団法人 日本口腔ケア学会
監修　夏目長門

財団法人 口腔保健協会

## はじめに

　近年、わが国では、認知症高齢者、在宅高齢者は著しく増加してますが、その介護者の多くは、残念ながら適正な口腔ケアの知識を有していません。そこで、日本口腔ケア学会の協力を得て、介護者への口腔ケアの重要性についての啓蒙、実技の技術移転を通じ、高齢者の死因の上位を占める肺炎の罹患の予防などを通じた高齢者の生活の質の向上（QOL）を目指して本書を企画しました。

　われわれは、口腔ケアの専門的知識と技術・質の向上を目指して、その認定業務を日本口腔ケア学会より委託されているわが国唯一の機構であります。この業務の中で認知症高齢者の口腔ケアは、肺炎予防の他に、認知症の進行予防や改善、インフルエンザ罹患予防、認知症予備軍の記憶力低下防止効果などがあると考えられており、わが国で今後重要とされる医療費抑制のためにも口腔ケアの普及が先駆的事業と考え、広く家人も含めた介護者に、認知症の一般的な知識を含め口腔ケアを平易に理解していただけるよう、何をどうすればよいのか、行ってはいけないことは何かについて具体的に解説しました。

　適正な口腔ケアがなされることにより、わずかでも認知症の進行予防となり、また、誤嚥、肺炎などの予防によるQOLの向上、生存率の向上が期待されます。

（特）日本医学歯学情報機構事務局長<br>
（社）日本口腔ケア学会常務理事<br>
愛知学院大学教授　　夏　目　長　門

# 目　次

第1章　認知症について理解する　　　　　　　　　夏目　長門　　7

第2章　口腔ケアについて理解する　　　　　　　　　　　　　　15
　1．口腔ケアの意義　　　　　　　　　　　　山中　克己　　15
　2．口腔ケアの基本　　　　　　　　　　　　村松　真澄　　17
　　1）口腔アセスメントと口腔ケアプロトコール　　　　　17
　　2）口腔ケアの手技　　　　　　　　　　　　　　　　　21
　3．口腔ケアに関するQ&A　　　　　　　　　村松　真澄　　31
　4．専門的口腔ケア　　　　　　　　　　　　足立　了平　　44
　　1）はじめに　　　　　　　　　　　　　　　　　　　　44
　　2）専門的口腔清掃（歯科衛生士のする口腔清掃）　　　44
　　3）歯科治療（カリエス、歯周病、義歯）　　　　　　　47
　　4）摂食嚥下訓練　　　　　　　　　　　　　　　　　　47
　　5）口腔ケアチームの重要性　　　　　　　　　　　　　48
　　　（病院における医療チームとしての口腔ケアの取り組み）

第3章　認知症の症状別口腔ケアのアプローチ方法
　　　　　　　　　　花形　哲夫、田村　文誉、菊谷　武　　49
　　1）認知障害によるもの　　　　　　　　　　　　　　　49
　　2）非認知障害によるもの　　　　　　　　　　　　　　52
　　3）薬剤の副作用による特徴的な症状　　　　　　　　　54

第4章 認知症高齢者の口腔ケア事例　　　　　　　　　　　　　　　　　　　58
　1．事例　　　　　　　　　　　　　　　花形　哲夫、田村　文誉　58
　2．介護予防を示唆した事例　　　　　　　　　　　　鈴木　俊夫　65

第5章 主な病気を理解する　　　　　　　　　　　　　　　　　　　　　67
　1．カリエスと歯周病　　　　　　　　　　　　　　　福田　光男　67
　2．口内炎、口角炎　　　　　　　　　　　　　　　　伊賀　弘起　71
　3．舌苔　　　　　　　　　　　　　　　　　　　　　西口　浩明　75
　4．歯肉出血（歯周病以外によるもの）　　　　　　　飯野　光喜　77
　5．口腔乾燥症　　　　　　　　　　　　　　　　　　泉　　雅浩　80
　6．顎関節の疾患　　　　　　　　　　　　　　　　　宇佐美雄司　83
　7．口腔前がん病変について　　　　　　　　　　　　今井　　努　87
　8．口腔がん　　　　　　　　　　　　　　　　　　　林　　康司　89
　9．口腔カンジダ症　　　　　　　　　　宇佐見一公、水野　裕和　90

第6章 口腔ケアと日本口腔ケア学会　　　　　　　　　　夏目　長門　92

参考資料　　　　　　　　　　　　　　　　　　　　　　　　　　　　　96

謝　辞　　　　　　　　　　　　　　　　　　　　　　　　　　　　　　105

# 第1章 認知症について理解する

　現在のわが国において、認知症の専門医は未だに少ない状態です。それがゆえに適切な診断を受けていない患者、若しくは認知症の病態を持っていても他の病名が付いていて、確認されていない患者も多いのが現状です。
　口腔ケアを実施する場合には事前に認知症と診断されていない場合でも、問診や時計の長針・短針を使用してのチェックなどのスクリーニングを行い、必要に応じて家族や患者の主治医に病態を報告する必要があります。また専門医に対しては認知症の診断を求める必要があります。
　ここでは、認知症について口腔ケアを行っていくうえで理解をして頂きたい事項についてまとめてみました。

## 1) 認知症数

　日本人の平均寿命は男性78.53歳　女性85.49歳であり、この内認知症の高齢者は、200万人といわれています。
　85歳以上の3～4人にひとりは認知症の可能性があるともいわれています。特にご本人や家族に認知症の認識がなく、口腔ケアを行っているときに認知症と気づき、専門医に診てもらうということもよくあります。
　高齢者の口腔ケアを行う場合、事前にそのような診断名がついていない場合はもちろん経年的に口腔ケアを行っている場合も、昨年は問題がなかったが今年は少し様子がおかしいという場合もあります。口腔ケアを行っていて認知症が疑われた場合には、適切な対応が必要となります。

## 2) 認知症高齢者の増加

　認知症の予防や治療が十分でない現況において、高齢者の認知症は増加しており、このままだと20年後には300万人になると予測している報告もあります(図1)。
　しかし今後、口腔ケアをはじめ、この分野の関係者の努力により認知症の方の減少が望まれます。

## 3) 認知症の症状

### ① 記憶障害

　　短期のみでなく、長期の記憶も失われていきます。
　　直前の記憶がなく、同じことを何度もいったり聞いたりします。
　　過去の体験や経験を忘れ、症状が進むと家族の名前や家の中のトイレの場所でも忘れてしまいます。

1章 認知症について理解する

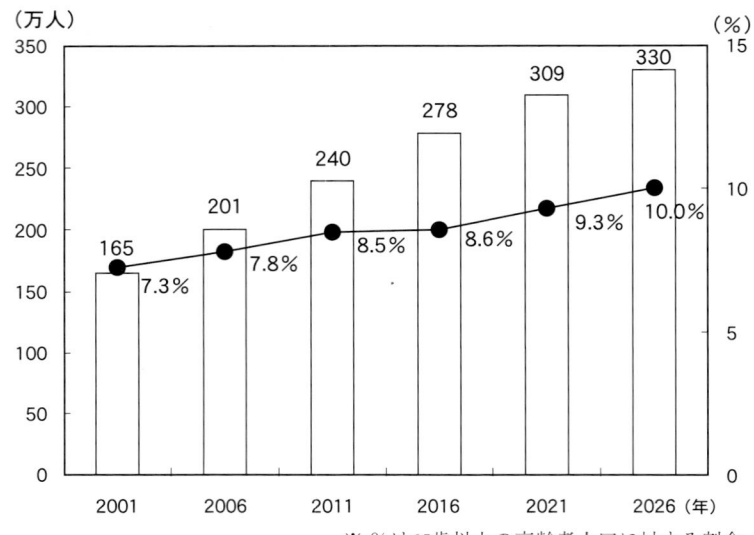

※％は65歳以上の高齢者人口に対する割合

（大塚俊男：日本における痴呆性老人数の将来推計をもとに，日精協誌 Vol.20 No.8：67, 2001.）

図1　65歳以上の認知症高齢者数

② 過食、異食

　食事をしたことを忘れたり、本来は食べられない物を食べたりします。症状が進むと隠れて食べたりします。

③ 攻撃的

　周囲の方々への暴言や暴力、また介護されることへの抵抗などがみられることがあります。

④ 妄想、幻覚

　「食事をくれない」「お金を盗られた」などの妄想や、相手もいないのに会話したりする幻覚がみられます。

⑤ 見当識障害

　時間や場所がわからなくなり、近所なのに自宅への帰り道がわからなくなってしまうこともあります。

⑥ 昼夜逆行

　昼寝をして夜中に寝ずに行動的になります。

　夜中に食事を隠れて食べたり奇声を発したりすることがあります。

　その他意思の疎通がはかれない、人に何でも依頼してしまうなど、症状は多岐にわたります。口腔ケアの実施にあたり、このような症状を慎重に観察、理解して対応する必要があります。

表1　認知症と老化現象の比較

| 認知症 | 通常の老化現象 |
| --- | --- |
| 体力に関係なく日常生活ができない | 体力はおちてくるが日常生活には支障はない |
| 体験した出来事のすべてを忘れていく<br>最近の出来事の記憶がない | 子供のころの記憶は、比較的鮮明<br>最近のことについて記憶がはっきりしない<br>名前などがとっさに思い出せない |
| 時間や場所についてはっきりしない | 時間や場所について理解ができる |
| 幻覚、妄想がある場合がある | 幻覚、妄想はない |
| 人格が崩壊してしまう場合がある | 人格の変化はない |

4) 通常の老化と認知症の違い

　すべての人は老化していきます。特に脳細胞は1日に数万～10万個ほど死滅すると考えられています。このため、どこまでが通常の老化なのか、また認知症との境界はどこかといった判断は困難ですが、一般的にいわれている違いについて表1に述べてみます。

5) 認知症のメカニズム

　認知症は後述するさまざまな病気により脳に障害が起き、脳が情報を取り込めなくなったり、保存していた情報を取り出せなくなります。

6) 認知症の原因となる病気

　①脳血管性障害
　②アルツハイマー病
　③その他
　　狂牛病、エイズ、梅毒などで感染症により脳に障害を受けた場合、交通事故など外傷により脳を強く打ったり脳に傷をつけてしまった場合、水銀中毒、アルコール中毒、鉛中毒などの毒性物質により、脳が損傷された場合、さらには脳腫瘍、尿毒症、ホルモン異常などにより脳神経などにダメージを受けた場合など多くの原因がみられます。

7)「痴呆」という病名と「認知症」

　「痴呆」という名称は、今までは広く使用されていましたが、「痴呆」という漢字には、侮蔑的な表現を含み、またこの病気の正確な病因と一致しません。さらにはこの病気の早期発見、早期診断を行うのに適した病名にすべきであるということで「認知症」という用語が厚労省の用語検討会議で示されました。

8) 口腔ケアを通じた認知症のスクリーニングで注意すべき症状

・最近些細なことで怒りっぽくなる。
・同じことを何度も聞きなおす。

・同じ話を何度もする。
・物の名前が思い出せない。
・物忘れが激しい。
・時間の感覚がない。
・場所の認知ができない。
・病院からもらった薬の管理ができない。
・自分が行っていた口腔ケアができなくなる。
・以前あった事項に関心や楽しみが失われる。
・ドアや水道の蛇口、電気のスイッチなどの締め忘れ消し忘れが多くなる。
・お金を盗られたなどの妄想がある。
・算数の計算ができない。
・時計による図示と簡単な図のスケッチができない。
・テレビなどのストーリーの理解ができない。

　高齢者では正常な老化による緩やかな物忘れなどを検証する必要があります。これらの症状が認められても安易に断定せず尊厳をもって対応し、必要に応じて家族や専門医に相談してください。

9）アルツハイマー型認知症とは
　アルツハイマー型認知症は、認知症のなかでもっとも頻度の高い病気です。アルツハイマー病の原因は現在のところ不明なことが多く、研究者が病因治療の解明に努めています。脳内でさまざまな変化が起こり、脳の神経細胞が急激に減少して、脳が委縮、崩壊して知能低下を生じます。
　初期の症状は緩やかに進行し、物忘れ、約束した面談を忘れてしまう、新しいことを覚えることができない、お礼の手紙を何度も出してしまう、相手に何度も名前を聞く、などの症状がみられます。また、妄想や抑うつの症状が最初の気づきになる場合もまれにあります。初期ではCTやMRでもはっきりした所見を認める場合もあります。

10）認知症とうつの違い
　口腔ケアを行っていて認知症という診断名が付いている場合でも、認知症以外の病気ではないかを疑う場合があります。また他の病名だけで認知症、うつ状態のいずれか判断のつかない場合もあります。以下に一般的な差異を説明しますが（表2）、独自に判断せず、専門医の判断を仰ぎましょう。
　うつ状態では自責感を訴えることもしばしばみられ自殺願望が強くみられることがあるので、この点は口腔ケアのときも要注意です。

表2　認知症とうつ状態

| | 認　知　症 | う　つ　状　態 |
|---|---|---|
| 会　話 | 困難で意思の疎通が難しい | 困難でない |
| 記　憶 | はっきりしない<br>若いころのこともあいまいなことも多い | 本人は忘れていると訴えるがそれほどの低下はない |
| 感　情 | 表面的に動揺しやすい<br>暴力的になることもある | 抑うつ状態 |
| 応　答 | はっきりしない<br>怒りやすい<br>返答がない | 遅いが答えようと努力する<br>一生懸命考えたうえでわからないと答える |
| 自殺願望 | 少ない | しばしばみられる |

（日精協誌 Vol.20 No.8、P67、2001より）

**11）認知症に対する治療**

　認知症の原因となった病気がはっきりしている場合、その病気の治療も行われます。認知症本態については、これをすれば治るといった特効薬的治療はありません。

　本人の年齢や環境を考慮しながらオーダーメイドの治療が必要です。直接的には最近アルツハイマー型認知症の症状の進行を遅らせる薬物ができました。これは認知症を治すことはできませんが、進行を遅らせることを目的に使用されています。

　またその他症状を治療する、すなわち対症療法のための治療としては幻覚や不安などの精神症状、徘徊などの周辺症状の精神薬などの投薬は主治医に相談してください。薬物療法のみでなく、心理療法や回想法（患者のアルバムなど情報を集めて思いださせ自己認識を回復させる）やRO（リアリティ・オリエンティション：周囲の交流などを通じて関心を促す）、音楽療法（本人の好きな音楽を聞かせたり、一緒に歌ったり演奏させて脳を活性化する）、アニマルアシストセラピー（犬猫などの動物との交流を通じて関心を引き出す）などがありますが、もちろん口腔ケアを含めたリハビリテーションを通じて運動障害の改善、体力の維持増進を図ることも重要です。

**12）口腔ケアを行ううえで理解しておくべきこと**

　認知症の方には口腔ケアも大事な治療のひとつといえます。口腔ケアを行ううえで以下のことに留意してください。
　① 味覚などの感覚も異常なことがある。
　② 今までできていたことができなくても無理やりさせない。
　③ 自尊心を傷付けないように配慮する。
　④ 病態を理解して個人で可能な口腔ケアプランを作り、あまり無理なプランを押し付けない。
　⑤ 口腔ケアを自分でやってできた方は必ず褒める。

　適切な口腔ケアによっては、認知症の進行を遅らせることができます。一方、口腔ケア

を行っても感謝の気持ちを持ってもらえない、暴言を吐かれる、体を触られるなど大変なこともありますが、認知症という病気について十分理解し、認知症の方が口腔ケアの施術時になぜそのような対応や行動をするのかを分析して冷静に対応することが重要です。

13）口腔ケアと性的な問題
　口腔ケアの施術をしていて、体を触られたなど性的な問題があり、相談を受けることがあります。認知症だからといって性的欲求が少ないわけではありません。しかし認知症の方は性的欲求をどのように満たしてよいのかすらわからず、このような行為になってしまうことがあります。

14）アルツハイマー症の進行
　初期症状
　　①物忘れがひどくなる　　　　　　②同じことを何度も繰り返し話す
　　③同じ内容を何度も聞く　　　　　④体験したことが覚えられない
　　⑤約束した時間、内容を忘れる　　⑥食事を食べたばかりなのに食事を催促する
　　⑦同じものを何回も買ってくる
　中期症状
　　①数の計算ができなくなる
　　②会話をしていても言葉の意味が理解できない
　　③時間、場所の認識ができなくなってくる
　　④妄想、幻覚症状が出て来る
　末期症状
　　①会話ができなくなる　　　　　　②日常生活が自身でほとんどできない
　　③家族の名前がわからない　　　　④自宅のトイレの場所を忘れる
　　⑤人格の崩壊　　　　　　　　　　⑥何もせず恍惚状態で過ごすことが多くなる

15）認知症の分類
　認知症にはその部位、原因進行度などでさまざまに分類されています。具体的には皮質性認知症と皮質下性認知症に分類する場合と、血管障害性認知症と変性性認知症に分類する場合があります。原因疾患による分類として次のものがあります。
　　血管障害性認知症…●多発梗塞性認知症広範虚血型　　●遺伝性血管性認知症
　　　　　　　　　　　●多発性脳梗塞型認知症　　　　　●限局性脳梗塞型認知症
　　変性性認知症…●アルツハイマー型認知症　　●前頭側頭型認知症

16）認知症の発症率
　発症率はあくまでも推定ですが、一般に65歳以上で年間1％程度、70歳以上で2％以上、80～85歳で8％程度といわれており高齢になるほど年間発症率は上昇します。

**17）高齢者を対象とした施設**

表3に示しました。参照ください。

表3　高齢者を対象とした施設

| 高齢者を対象とした施設 | |
|---|---|
| 介護老人福祉施設<br>（特別養護老人ホーム） | 常時介護が必要で自宅での生活が困難な方の施設です。 |
| 介護老人保健施設<br>（老人保健施設） | 病状が安定した状態にあり、介護やリハビリが必要な方の施設です。 |
| 介護療養型医療施設<br>（療養型病床群、老人性認知症疾患療養病棟、介護力強化病院） | 上記2施設に比べ、看護や医学的な対応がより必要な方の施設です。 |
| ケアハウス | 介護利用型軽費老人ホームの別称です。<br>3種類ある軽費老人ホームのひとつで、車椅子生活になっても自立した生活を送れるよう配慮した造りになっています。 |
| 有料老人ホーム | 通常10人以上の高齢者を入所させて、食事その他の日常生活上必要な便宜を提供することを目的とした施設です。都道府県知事に届出を行うこととされています。<br><br>運営や構造設備に関するガイドラインが示されており、これを満たす有料老人ホームには低利融資制度があります。有料老人ホームが介護サービスを提供している場合、それが一定の要件に該当すれば、介護保険制度における居宅サービスのひとつである「特定施設入所者生活介護」として保険給付の対象になります。 |
| いろいろなサービス | |
| 訪問介護<br>（ホームヘルプサービス） | ホームヘルパーがご自宅を訪問し、入浴、排泄、食事などの介護や身の回りのお世話をします。 |
| 訪問入浴介護 | ご自宅を訪問し、浴槽を提供して入浴のお世話をします。 |
| 訪問看護 | 保健師や看護師などがご自宅を訪問し、療養上のお世話または必要な診療のお世話をします。 |
| 訪問リハビリテーション | ご自宅を訪問し、理学療法や作業療法など、必要なリハビリテーションを行います。 |
| 通所介護<br>（デイサービス） | 日帰り介護施設などで、入浴、食事の提供や身の回りのお世話をします。 |
| 居宅療養管理指導 | 医師、歯科医師、薬剤師などがご自宅を訪問し、介護に関わる指導を行います。 |
| 短期入所生活介護<br>（ショートステイ） | ご家族の都合で家庭の介護が一時的にできない場合、短期入所施設などで短期間お年寄りのお世話をします。 |
| 認知症高齢者<br>グループホーム | 介護保険における居宅サービスのひとつで、グループホームとよばれています。認知症高齢者の中でも比較的元気な5〜9人程度を小規模な施設や住宅に集め、唯一、要支援の人が対象外となるサービスです。 |

## 1章 認知症について理解する

### 18）口腔ケアをしていて認知症のため財布や通帳を盗ったのではないかと疑われた場合

　自分が疑われても、まずは穏やかに接してください。もちろん強い口調で怒ったりしてはいけません。相手の気持ちを落ち着かせ、一緒に探してあげましょう。そしてその中で関心をそらしていき口腔ケアに戻っていきます。毎回起こるようであれば、代替品などを用意しておき、これを渡して納得させましょう。また本人自身が隠してしまっているような場合、家族にどこに隠しているのか聞いておくのものもよいでしょう。

### 19）口腔ケアを実施中に起こる性的な問題

　認知症だからといって性的な問題がないわけではありません。性的欲求があり、むしろその自制や満たし方がわからず問題行動になってしまいます。
　「卑猥な発言をする」この場合こちらが嫌がるとむしろ面白がってもっといってきます。さりげなく受け止め別の話題に変えましょう。また胸や腰を触ってくるのも同様です。重症の場合性的行為を迫ってくることもあります。このときも慌てずに対応してください。次回からはこちらの衣服に工夫をすると共に、口腔ケアを行う場所なども考慮しましょう。
　また必要に応じて複数のスタッフと協力して口腔ケアを行うとよいでしょう。これができない場合家人に同席してもらいましょう。性器を見せたがる場合は、その原因についても考慮してください。性器の汚れによるかゆみや、湿疹などがある場合があります。

（夏目　長門）

# 第2章 口腔ケアについて理解する

## 1．口腔ケアの意義

　口腔ケアが健康と大きな関係にあることは、疑う余地がありません。口腔ケアのひとつである口腔清掃については、有史以来の人間の関心事であり、仏典にも口腔清掃に関する記載があり、口臭の予防をうたっています。
　口腔の働きは大きく摂食機能、呼吸機能、発声・発語機能、情動の表出機能に分かれます。これらの機能の維持、増進を目的として口腔ケアがあります。口腔ケアの意義や目的は以下のようにまとめることができます。

（1）口腔の清潔
　　① 食物残渣を取り除く
　　② 細菌の増殖を防ぐ
　　　a．う歯の病原菌（ストレプトコッカス　ミュータンスなど）の増殖を防ぐ
　　　b．カンジダ菌の増殖を防ぐ
　　　c．口腔外への2次感染の予防
（2）嚥下性肺炎の予防
（3）う蝕、歯周病の予防
（4）口臭の除去
　　① 口臭による他人への不快感をなくし、人間関係を円滑にする。
　　② 口臭から口腔外の疾病を究明する
（5）咀嚼力の維持
　　① 義歯の装着と手入れ
　　② 咬合の適正化
　　③ 咀嚼筋などの運動、機能訓練
（6）誤嚥・窒息の予防
　　① 摂食、嚥下機能訓練により、食物の取り込みを容易にすると共に、窒息や肺への誤嚥を防ぐ
（7）発声、発語機能を維持、増進する
（8）口腔内の乾燥、痛みに対するケア
　　① 口内炎、口腔内潰瘍に対するケア
　　② 口腔乾燥を防ぐ
（9）食べる楽しみの向上
　　① 味覚機能の向上
　　② 舌機能の向上

③ 唾液腺に刺激を与え、唾液の分泌を促進する
④ 食欲の増進
（10）低栄養・脱水の予防
（11）運動機能・認知機能に対する効果

　　口腔ケアの具体例は文献[1,2]を参照してください。
　近年、疾病予防や急性期の健康状態に対する科学的エビデンスも多く報告されるようになりました。具体的な内容は個々の文献を参照しなければなりませんが、日本歯科医師会が監修している文献集[3]が参考になります。重要なことは、不顕性に誤嚥が起こっていることが実験的に証明され、フィールド調査において、口腔ケアによる嚥下性肺炎の予防効果が証明された点です。この調査では、口腔ケア実施群と非実施群に分け2年間の追跡の結果、発熱者、肺炎発症者、肺炎による死亡者が口腔ケア群に有意に低かったと報告されています。また、口腔ケアにより歯肉炎の発症が低下することや細菌数、レンサ球菌数、ブドウ球菌数が減少することも証明されています。
　最後に2006年4月から、厚生労働省は介護保険の介護給付に加えて、介護予防給付が導入されました。介護予防事業とは、「口腔機能の向上」、「栄養改善」、「運動器の機能向上」です。具体的な「口腔機能の向上」事業とは、口腔機能の向上の教育・実施、口腔清掃の指導・実施、摂食・嚥下機能の訓練の指導・実施と定められており、口腔ケアの知識が要求されます。超高齢社会を迎え認知症の知識と共に口腔ケアの知識や技能が求められています。

　　　　　　　　　　　　　　　　　　　　　　　　　　　　　　　　（山中　克己）


**引用文献**

1) 山中克己：口腔ケアについて理解する, 鈴木俊夫監修；口腔ケア実践マニュアル, 13-14, 日総研出版, 名古屋, 1994.
2) 山中克己：口腔ケアの概念の広がり, JJNスペシャル No.73 これからの口腔ケア, 8-11, 医学書院, 東京, 2003.
3) 日本歯科医師会監修, 静岡県歯科医師会編集：EBNに基づいた口腔ケアのために, 60-139, 医歯薬出版, 東京, 2002.

## 2. 口腔ケアの基本

　日本には残念ながら口腔ケアガイドラインがありません。そのため、それぞれの施設で独自の口腔ケアが行われているのが現状です。諸外国では、すでに口腔ケアガイドラインがあり、それに基づいて口腔ケアが行われています。諸外国の口腔ケアガイドラインの前提には、歯科の介入があり、専門的口腔評価が行われています。カリエスや歯周病、義歯、顎関節症状、唾液腺の問題などについては、歯科的評価が必要です。粘膜炎や腫瘍などは、口腔内科・外科による評価が必要となります。口腔ケアの効果を高めるには、歯科の介入が必要です。

### 1) 口腔アセスメントと口腔ケアプロトコール
#### (1) 口腔アセスメント[1]

　日常の口腔アセスメントは、Eilersの口腔アセスメントの項によって評価してください(表1)。
　Eilersの口腔アセスメントの項目以外で患者に尋ねることは、日常生活上での口腔内の痛み、口腔乾燥、味覚障害、咀嚼、嚥下、口臭などです。患者のQOLを高めるために患者の話を聞きましょう。口腔アセスメントのスコアを分析して、口腔ケアプロトコールを作成

表1　Eilers Oral Assessment Guide (OAG)

| 項目 | アセスメントの手段 | 診査方法 | 状態とスコア 1 | 状態とスコア 2 | 状態とスコア 3 |
|---|---|---|---|---|---|
| 声 | 聴く | 患者と会話する | 正常 | 低い、または擦れる | 会話が困難、または痛みを伴う |
| 嚥下 | 観察 | 嚥下をしてもらう咽頭反射テストのために舌圧子を舌の奥の方に優しく当て押し下げる | 正常な嚥下 | 嚥下時に痛みがある、または嚥下が困難である | 嚥下ができない |
| 口唇 | 視診/触診 | 組織を観察し、触れる | 滑らか、ピンク色で潤いがある | 乾燥している、またはひび割れている | 潰瘍がある、または出血している |
| 舌 | 視診/触診 | 組織の状態を触れ、観察する | ピンク色で潤いがあり、乳頭がしっかりしている | 舌苔がある、または乳頭が失われてテカリがあり、同時に赤みを帯びていることもある | 水泡がある、またはひび割れている |
| 唾液 | 舌圧子 | 舌圧子を口腔内に入れ、舌の中心部分と口腔底に触れる | 水っぽくサラサラしている | 粘度が高くネバネバしている | 唾液がみられない(乾燥している) |
| 粘膜 | 視診 | 組織の状態を観察する | ピンク色で潤いがある | 赤みがある、または被膜に覆われている(白みがかっている)、潰瘍はない | 潰瘍があり、出血を伴うこともある |
| 歯周 | 視診/舌圧子 | 舌圧子や綿棒の先端で優しく組織を押す | ピンク色でスティップリングがあり、しっかりしている | 浮腫があり、赤みを伴うこともある | 自然出血がある、または押さえると出血する |
| 歯と義歯 | 視診 | 歯の状態または義歯の接触部分を観察する | 清潔で残渣がない | 部分的に(歯がある場合、歯間など)歯垢や残渣がある | 歯肉辺縁や義歯接触部全体に歯垢や残渣がある |

(Eilers J, Berger A, Peterson M. Development, Testing, and Application of the Oral Assessment Guide. Oncology Nursing Forum, 15(3): 327, 1988.)

します。口腔ケアプロトコールは年1回見直しましょう。

また、日常の口腔内の観察診査には、ディスポグローブ、ディスポマスク、光源、デンタルミラー、舌圧子、口角鈎（ワーダーミニなど）などが必要です。アセスメントの方法は表1を参照のこと。

口腔アセスメントについては、The Oral Assessment Guide (Eilers, Berger, & Petersen, 1988), Eilers, Beck, A Guide to Physical Assessment of the Oral Cavity (Beck & Yasko, 1993). The National Cancer Institute Common Toxicity Criteria for Grading of Stomatitis, the World Health Organization grading scale などが有名です。ここでは、The Oral Assessment Guide (Eilers, Berger, & Petersen, 1988) を提示します。

口腔アセスメントのスコアに応じ、口腔ケアプロトコール（例）に従って口腔ケアを行います（表2）。

それぞれのアセスメント項目のスコアが1になるように口腔ケアを実施してください。

表2　口腔ケアプロトコールの例

---

アセスメント得点8点ー正常。
- 入院時および2週間に1回口腔アセスメントを実施する。
- 1日4回食後と就寝前に義歯を取り外し、義歯を義歯ブラシで清掃する。
- 1日5回の口腔ケアを実施する（毎食後と起床時、就寝時）。
- 歯、歯ぐきおよび口腔粘膜全体をきれいにするため、柔らかい毛先の歯ブラシとトゥースペーストを使用する。
- マウスウォッシュまたは水で含嗽、または、含嗽ができない場合はスポンジブラシで清拭する。
- 口唇と口腔粘膜を湿潤させ、潤いを与えるため、必要な場合に口腔ケアの後で水性保湿剤を塗布する。

アセスメント得点9〜10点以上
- 入院時および1週間に1回口腔アセスメントを実施する。
- 1日に4回義歯を取り外し、義歯を義歯ブラシで清掃する（口腔ケアと同じ回数）；炎症がある場合は義歯を取り外す。
- 1日4〜6回位口腔ケアを実施する（うち1〜2回歯磨きを行う）。
- 歯、歯ぐきおよび口腔粘膜全体をきれいにするため、柔らかい毛先の歯ブラシとトゥースペーストを使用する。痛みを伴ったり出血の危険性がある場合はスポンジブラシを使用する。吸引が必要な患者には、吸引スポンジブラシまたは吸引歯ブラシを使用する。
- マウスウォッシュまたは水で含嗽、または、含嗽ができない場合はスポンジブラシで清拭する。
- 口腔ケア後必要があれば、湿潤させて潤いを与えるため口唇と口腔粘膜に水性湿潤剤を塗布する。

アセスメント得点10点以上
- 入院時および1日に1回の口腔アセスメントを実施する。
- 義歯を取り外す（または装着しない）。
- 1日6〜8回位口腔ケアを実施する（うち1〜2回歯磨きを行う）。
- 歯、歯ぐきおよび口腔粘膜全体をきれいにするため、スポンジブラシまたは柔らかい毛先の歯ブラシとトゥースペーストを使用する。粘膜炎部位へのスポンジブラシや歯ブラシの使用は避ける。吸引が必要な患者には、吸引スポンジブラシまたは吸引歯ブラシを使用する。
- マウスウォッシュまたは水で含嗽、または、含嗽ができない場合はスポンジブラシで清拭する。
- 口腔ケア後必要があれば、湿潤させて潤いを与えるため、口唇と口腔粘膜へ水性保湿剤を塗布する。

（2）口腔ケア手順
　① 日常の口腔ケア[2]
　　a．歯磨きは1日2回。ナイロン製の毛先が柔らかいものを使います。
　　　ヘッドは患者の口腔内の個別性を考慮して選択します。歯ブラシは、根元が着色したり、毛が開いたら交換します。少なくとも3ヵ月に1回は交換します。特に、粘膜が脆弱な場合や口腔乾燥がある場合は、PHBの超軟毛歯ブラシのような毛がよいでしょう。自分で磨く意思がある高齢者の場合で、手指の巧緻性に問題がある場合はハンドルを太くしたりする必要があるので、作業療法士や言語聴覚士と連携を取るようにしましょう。
　　b．歯磨剤はフッ素を含んでいる方がよいとの文献もありますが、口腔乾燥や粘膜炎の原因になる場合もあるため注意してください。また、塩化セチルピリジニウム（CPC）、ラウリル硫酸ナトリウム（SLS）も含まない方がよいかもしれません（米国食品医薬品局（FDA）は、乳児への塩化セチルピリジニウム（CPC）の使用を避ける旨勧告しています）。長期の抗菌剤や消毒剤の使用は、カンジダ症や日和見感染などの原因になる可能性があります。
　　c．含嗽は、水または0.9％食塩水を用います[2]。
　　　正常に食事ができる場合は食後と起床時、就寝前、経口摂取していない場合は2～4時間毎に含嗽を行います。毎回、新しい水、新しく調製した食塩水など（置き過ぎると細菌が増殖する）で含嗽します。含嗽できない人はスポンジブラシなどで口腔清拭を行います。
　　d．歯磨きをする前に、含嗽かスポンジブラシによる清拭を行います。
　　e．舌または粘膜は、スポンジブラシか柔らかい歯ブラシ（PHBの超軟毛歯ブラシのような柔らかい毛先の歯ブラシ）を用いて汚れを優しく取り除きます。硬い毛先の歯ブラシは、歯肉を傷つけて炎症を起こすことがあります。特に認知症の患者の場合は、痛みや出血があると、その後の口腔ケアを拒否することがあるので注意を要します。
　　f．ADL自立度が高く、自分で含嗽できる人（経口摂取できる）は、少量の歯磨剤を使用した歯磨きで1日2回、食物残渣やプラークを除去するだけで十分であるとされています（ただし、口腔乾燥のある人は粘膜ケアと保湿ケアが必要です）。ADLが低下している人は、口腔機能も低下して食物残渣が口腔内に残ります。食物残渣が口腔内にあると痛みがでて、歯磨きができない場合もあります。この場合は、含嗽やスポンジブラシにより食物残渣を除いた後で歯磨きをします。
　　g．口腔乾燥にワセリン[2]、オリーブオイル、蜂蜜などは使用しません。油性のため誤嚥した場合に、化学性肺炎を起こす恐れがあります。また、歯の脱灰や口腔内pHが酸性に傾くことによるカンジダ症の発生の可能性もあります。
　　h．酸素吸入器を使用している患者の場合は、口腔が乾燥するので特別な注意が必要です。バイオティーンオーラルバランス[2]を使用するのが効果的です。

i. 義歯は、食後に外して義歯ブラシで磨きます。このとき、義歯洗浄剤を用います。夜間は義歯を外し、乾燥させると変形するので、きれいな水に漬けておきます。義歯ケースは1日1回はていねいに洗いましょう。口腔カンジダ症の場合は、義歯をていねいに洗い、ぬめりを取り、カンジダ菌対応の次亜塩素酸義歯洗浄剤で洗浄します（使用説明書の指示に従います）。古い義歯の場合は、プラスチックにカンジダ菌が入りこんでいることもあり除菌できない場合は、作りかえることも検討しましょう。
j. 粘膜は、粘膜に付着している細菌、上皮などを除去するためにスポンジブラシで清拭してください。含嗽が可能な場合は、口をきれいな水ですすぎます。
k. アルコールを含まない含嗽剤[2]を奨めます。
　a）水または0.9%の食塩水を使います。
　b）クロルヘキシジン…菌交代現象が起こるので要注意です。また、抗真菌剤の効力を低下させる場合もあります。原則として、短期間の使用を心がけましょう。
　c）アスコルビン酸やクエン酸を含有するものは歯のエナメル質を溶かす恐れがあります[3]。糖分の高いものは、カリエス関連菌類の増殖を促進し、カリエスが進行してしまいます。過酸化水素は粘膜炎の回復を阻害します[3]。
　d）グリセリンは粘膜から直接水分を奪います[4]。
l. 口腔乾燥や唾液腺機能障害は、多くは薬剤によるものとされています。また、唾液腺障害には、がん治療の放射線療法や化学療法によるもの、自律神経の障害によるものなどがあります。
　　口腔乾燥は、がん治療、認知症、唾液分泌障害、脱水、栄養失調、薬物療法などの複合した原因によって起こります。口腔乾燥があると、不快やうつ状態、栄養障害などQOLに影響することもあります。

② 唾液代替物による口腔乾燥の管理
　水：水を飲んだり、氷を口に含みます。
　人工唾液：ミネラルしか含有していないので、効果はあまり期待できません。まだ研究結果の報告は多くありませんが、ムチン、ラクトペルオキシダーゼを含んでいる洗口剤が効果的です[5,6]。乾燥した口唇に水溶性の保湿剤オーラルバランスを塗布する、などが例としてあげられます。
　唾液は、免疫作用、潤滑作用、自浄作用、円滑作用、消化作用、歯の再石灰化作用、凝集・溶解作用、緩衝作用、抗菌作用、粘膜修復作用など重要な働きをしています。
　唾液を健康にするために、口腔乾燥の患者に対して；
　・十分な水分摂取をする
　・コーヒーや茶、アルコールなどの刺激物を避ける
　・食事の際は水を飲み、嚥下を助ける

・シュガーレスガムをかむ
・タバコを吸わない
・規則正しい生活をする
・栄養状態をよくする

などの生活指導を行います。健康な唾液を作るために、栄養状態は重要です。

③ 終末期の口腔ケアについて

　終末期の患者の看護においては、快適さの維持が重要です。意識障害の患者の口腔ケアは、家族の意向にもよりますが一緒に1〜2時間毎に口腔ケアで口腔を潤すことを奨めます。終末期の人は脱水状態で口腔が乾燥します。口臭で不快になることもあります。水または含嗽剤の口腔ケアを行ってもすぐに水分が蒸発してしまいます。バイオティーンマウスウォッシュやオーラルバランスを使うことで乾燥や口臭を少なくすることができ、家族や看護師の口腔ケアの助けになります。また、エンジェルケアにバイオティーンマウスウォッシュやオーラルバランスを使うことで、粘膜に傷が付かず義歯がおさまりやすくなります。

2）口腔ケアの手技

（1）含嗽

　水が基本です。0.9％の食塩水を使う場合もあります。ぶくぶく、くちゅくちゅ、ガラガラの3種類の含嗽を行います。医師や歯科医師の指示で殺菌・消毒剤含有の含嗽剤を使う場合は、菌交代現象を考慮してなるべく短期間の使用とし、観察・評価を行います（図1）。

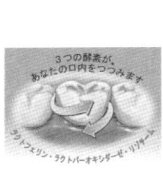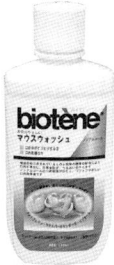

図1　洗口液
口腔乾燥に有効な唾液酵素成分含有洗口液。

（2）粘膜ケア

　口腔粘膜のケアには、「粘膜を清潔にする」「唾液線を刺激し、唾液を分泌させる」「意識の回復を促す」「口腔機能廃用を予防する」などという目的があります。

　スポンジブラシなどを使って口腔粘膜の汚れを取ります。乾燥している場合は、粘膜を傷つけ、出血や感染を起こすことがあるので注意します。舌苔は、バイオティーンマウスウォッシュのようなもので溶かしてスポンジブラシで拭うと汚れが取れます。取れない場合は、カンジダ症を疑ってみましょう。多くの場合、細菌検査をして抗真菌剤の使用で舌苔は消失します。舌ブラシでごしごしこすると、舌の糸状乳頭が切れて痛いので避けてください（図2、3）[7]。

2章 口腔ケアについて理解する

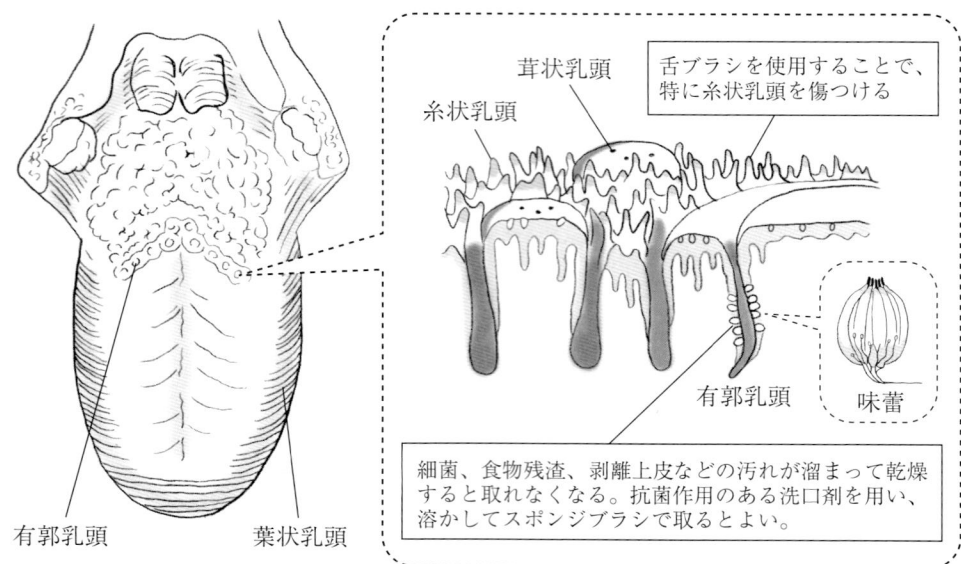

(Frank H. Netter; 相磯貞和訳：ネッター解剖学アトラス,第4版,図58,南江堂,2007 より改変)

図2　舌の構造

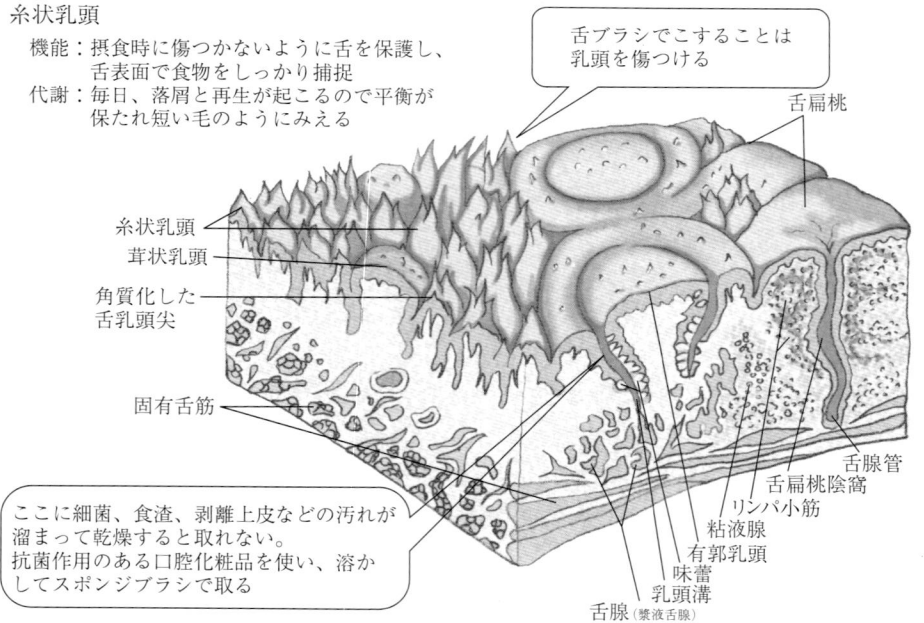

(Frank H. Netter; 相磯貞和訳：ネッター解剖学アトラス,第4版,図58,南江堂,2007 より改変)

図3　舌表面の構造（Netter Ciba Collection）

粘膜ケアの手順[8]
① 水か洗口液をつけたスポンジブラシで口唇から、口腔内全体に水分を塗布する
② 洗口液をつけたスポンジブラシで口腔内の汚れを拭う
③ スポンジブラシはコップの水で汚れを振り洗いして、ペーパータオルで水分を適度に絞る
④ ②〜③を繰り返す
⑤ 1日1回は、歯ブラシでブラッシングする
⑥ 口腔乾燥があれば、仕上げに口腔粘膜に水溶性保湿剤を薄く塗布する

スポンジブラシの使い方（図4）
　スポンジブラシを用い、❶〜❿のような順番でスポンジを回転させながら、または、さすり清拭する。
　❶❷ 上側の歯ぐきと頬粘膜と歯をこする
　❸❹ 下側の歯ぐきと頬粘膜と歯をこする
　❺❻ 頬粘膜を伸ばすようにストレッチする（頬筋を伸ばす）
　❼❽ 上側の歯と歯ぐきの内側をこする
　❾❿ 口蓋粘膜を奥から手前にこする
　⓫⓬ 口蓋を中央から外側にこする
　⓭⓮ 下側の歯と歯ぐきの内側をこする
　⓯ 舌を奥から手前に刺激する
　⓰ 舌を中央から外側に刺激する
　⓱ 舌の下面も刺激する

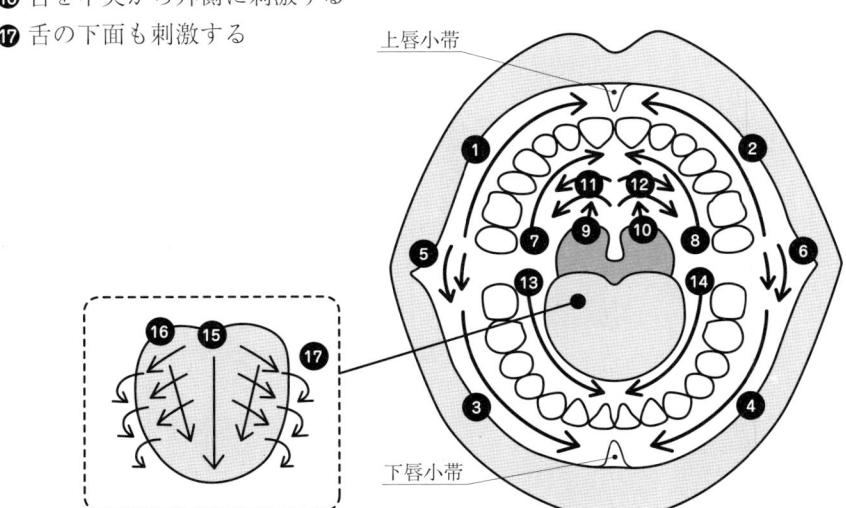

（村松真澄：摂食・嚥下障害を助ける口腔ケア，エキスパートナース 24(3)：61〜65, 2008より改変）

図4　スポンジブラシの使い方

### （3）歯磨き

柔らかい毛先の歯ブラシを使用します。電動歯ブラシや音波歯ブラシ（図5）は、歯肉を傷つけなければ高いプラーク除去効果が得られます。歯磨剤は、殺菌・消毒剤や発泡剤、研磨剤などを含有しているので、よく口腔内を観察し、状態によって使用します。

### （4）唾液ケア

自分の唾液を出すため、スポンジブラシで口腔内の唾液腺開口部を刺激する口腔ケアを行います。または、音波歯ブラシを使っても唾液がよく出るようになりますし、唾液腺をマッサージする方法もあります。人工唾液は水分とミネラルだけでタンパク質成分がなく、唾液の持つ抗菌作用もないため、使用感がよくない場合があります。

唾液分泌が少なく口腔内が乾燥気味の場合は、唾液酵素成分を含有する口腔ケア製品を使うとよいでしょう。

### （5）保湿ケア

口唇、粘膜が乾燥しないようにします。ワセリン、油、蜂蜜などは、歯を脱灰したり口腔内を酸性にしてカンジダが増殖しやすくなります。誤嚥により、化学性肺炎になる可能性もあります。口腔乾燥の場合は、唾液酵素成分を含有する水溶性の保湿剤を使うとよいでしょう。

### （6）義歯のケア

義歯は、毎食後に外して義歯ブラシで流水下か義歯洗浄剤で磨きます。
夜間は外してきれいに磨き、水に漬けておきます（図6）。

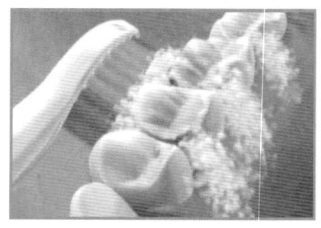 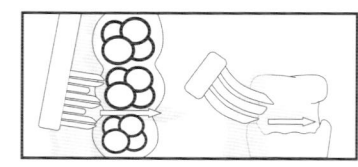

図5　歯磨き（ソニックケア®は、歯と歯の間、および歯肉縁下の汚れを除去する）

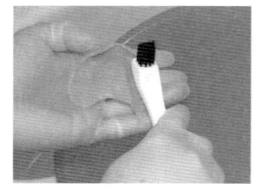 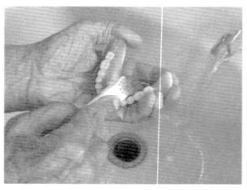 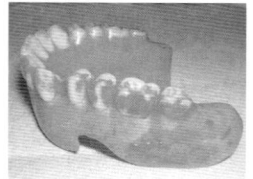 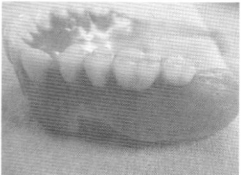

図6　義歯のケア

（7）口腔機能訓練
　食前に体操をします。非経口の患者についても、残存能力を見極め、口腔機能廃用予防のため、口腔機能訓練を行います（図7、8）[9]。

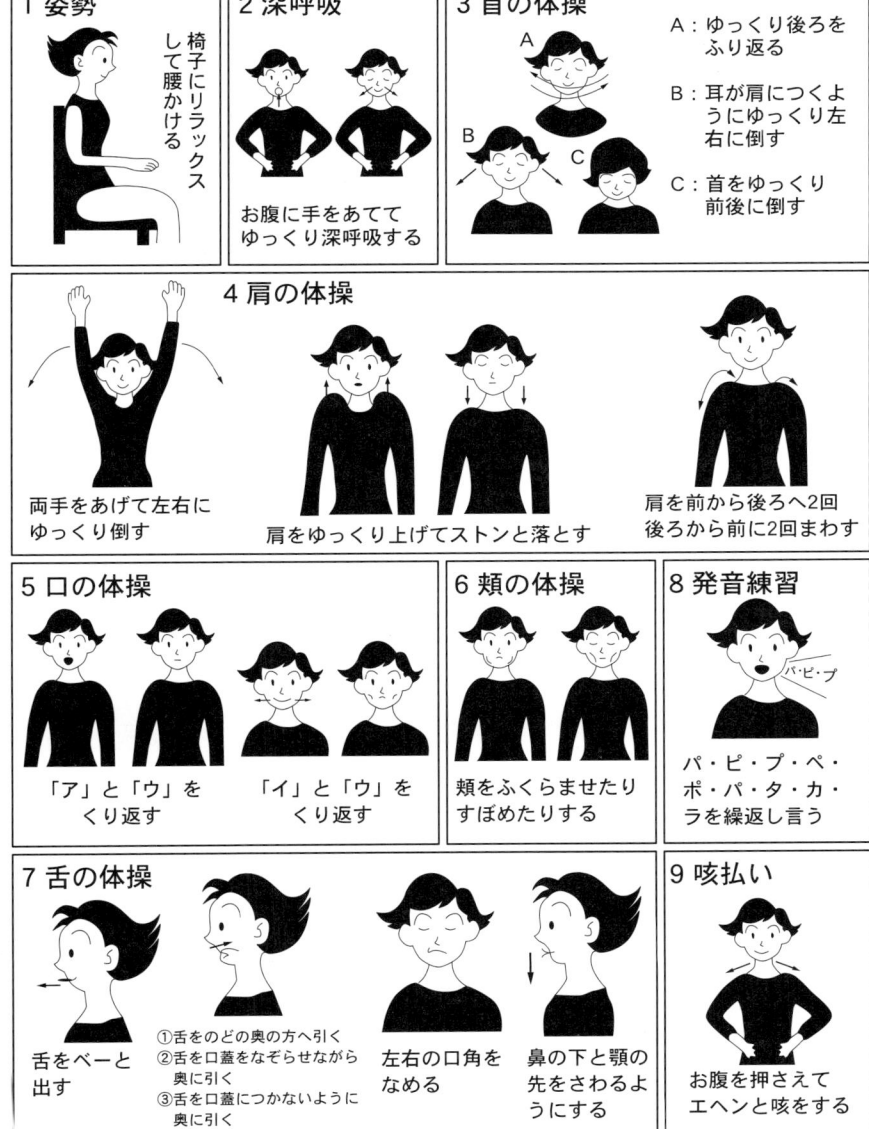

（足立三枝子：気道感染予防のために歯科衛生士が行った「口腔ケア」；平成15年度老人保健健康増進等事業「口腔ケアによる気道感染予防教室の実施方法と有効性の評価に関する報告書」, 74, 2004 より改変）

図7　口腔機能訓練1

*2章 口腔ケアについて理解する*

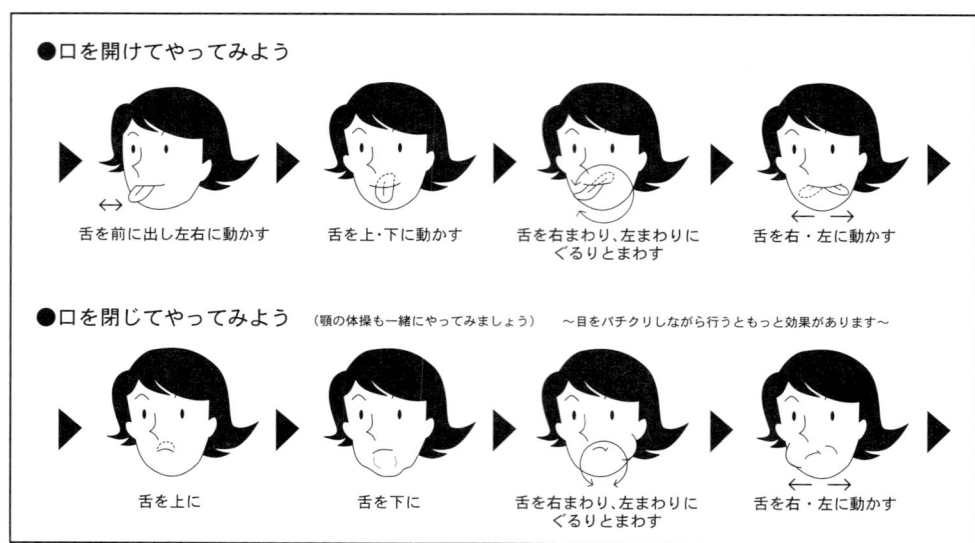

（足立三枝子：気道感染予防のために歯科衛生士が行った「口腔ケア」；平成15年度老人保健健康増進等事業「口腔ケアによる気道感染予防教室の実施方法と有効性の評価に関する報告書」, 74, 2004 より改変）

図8　口腔機能訓練2

3）口腔ケアグッズ

① 歯ブラシ

柔らかい毛先のもの、口腔内の状況に合わせたヘッドを選びます（図9）。

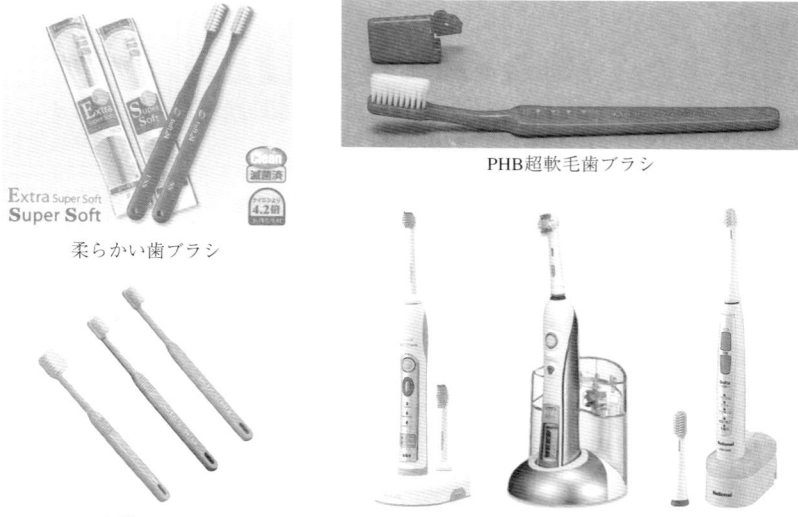

図9　歯ブラシ

② スポンジブラシ
　認知症患者があめ玉と間違えて異食した例があります。リスク管理が必要です（図10）。
③ 吸引つき歯ブラシ、吸引つきスポンジブラシなど
　一人で口腔ケアをするときに便利です（図11）。
④ くるりーなブラシ
　維持期で安定しているときに使います。歯磨きにはなりません。金属の柄で口腔内を傷つけないよう注意します（図12）。
⑤ 義歯洗浄剤
　金属が腐食する場合もあるので、使用説明書の指示通りに使ってください（図13）。

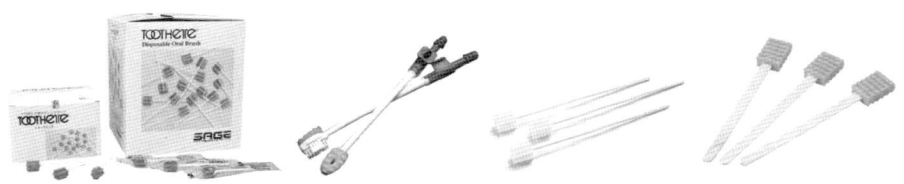

図10　スポンジブラシ

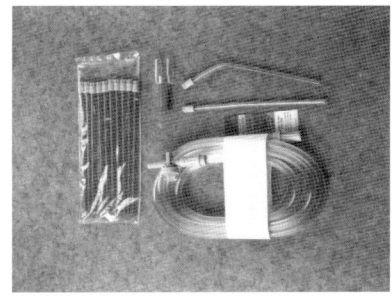 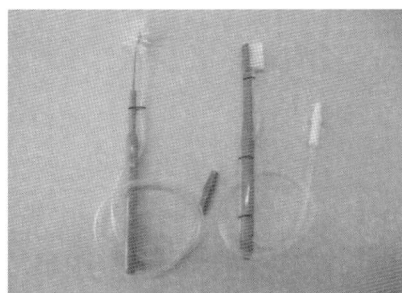

図11　吸引つき歯ブラシと吸引つきスポンジブラシ

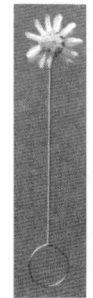 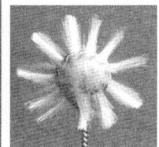 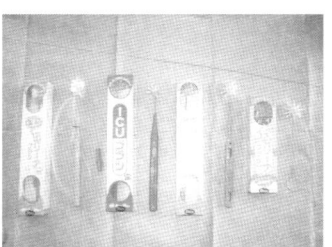 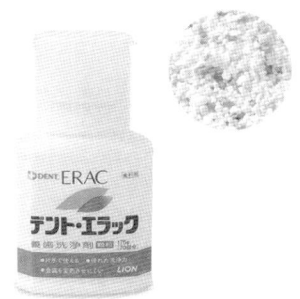

図12　くるりーなブラシ　　　　　　　図13　義歯洗浄剤

⑥ 義歯ブラシ

専用のものを使用します(図14)。

⑦ 義歯ケース

1日1回洗浄します(図15)。

⑧ 排唾管

口腔ケアの時、口腔内にたまった廃液を吸引除去するのに便利です。

⑨ 口角鈎など

口腔内が見えやすいので、汚れがわかりやすくなります(図16)。

⑩ 歯垢染色液

歯や義歯の汚れを染色し、それをターゲットに口腔ケアができるので効果が上がります(図17)。

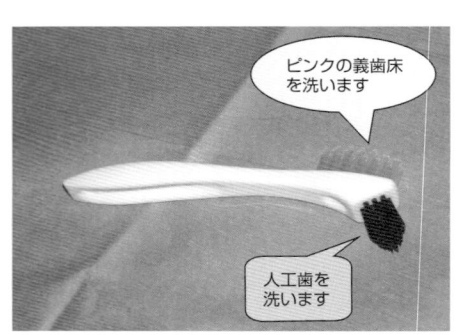

図14　義歯ブラシ

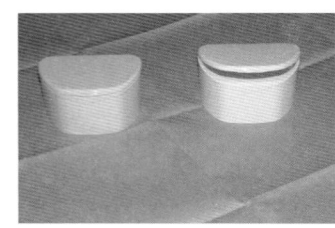

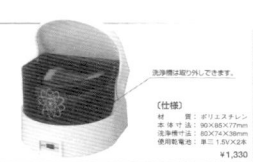

図15　義歯ケース

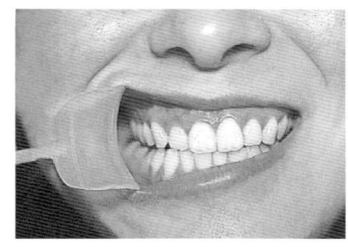

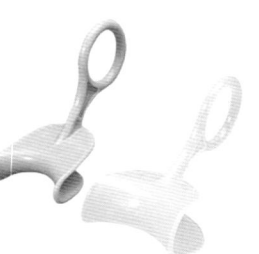

図16　口角鈎

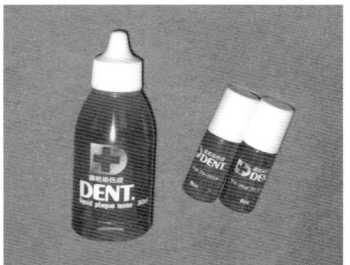

図17　歯垢染色液

⑪ Den Lite（照明ミラー）
　口腔内を明るくして観察しましょう（図18）。
⑫ 舌ブラシ
　乳頭を傷つけてしまうので、お奨めできません。
⑬ 水溶性保湿剤
　特に免疫能が低下している場合は、唾液の抗菌作用を持つものがよいでしょう（図19）。
⑭ 含嗽水
　水、0.9％食塩水、アルコールを含まない市販の洗口液などを使用します。消毒剤・殺菌剤が入っているものの長期使用は、菌交代現象や炎症を起こすことがあるので、使用する場合は、観察と評価が必要です。
⑮ 歯磨剤
　発泡剤が入っていないものを使います。フッ素については意見が分かれています。抗生剤や消毒剤は、菌交代現象を起こすことがあるので注意を要します。研磨剤は歯を磨耗するので注意が必要です（図20）。

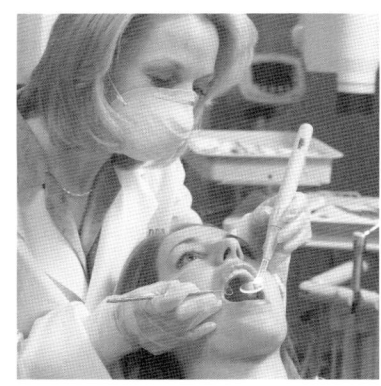
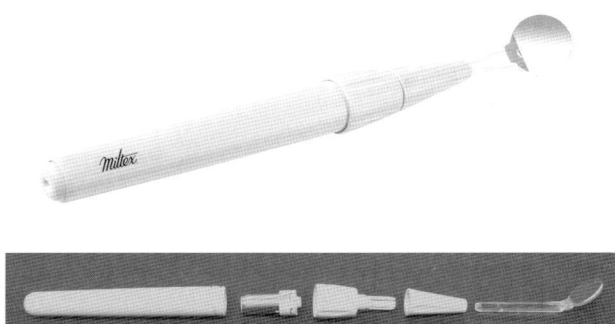

図18　Den Lite（照明ミラー）

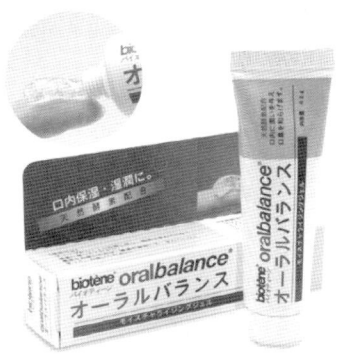

図19　水溶性保湿剤

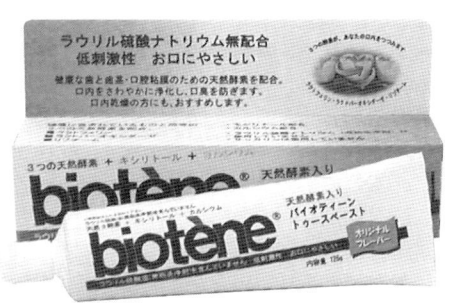

図20　歯磨剤

*2章 口腔ケアについて理解する*

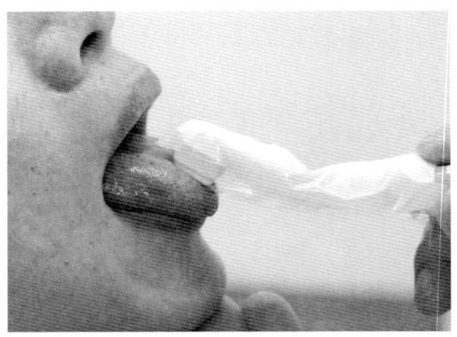 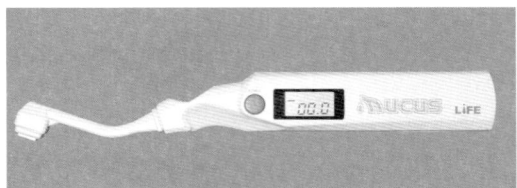

図21 口腔水分計ムーカス®

⑯ 医師や歯科医師の指示による含嗽剤
　口腔内の観察をしながら、短期間の使用とします。菌交代現象に注意する必要があります。
⑰ 口腔水分計
　口腔粘膜や舌の水分量を測定します(図21)。

（村松　真澄）


### 引用文献

1) Eilers. J. Berger, A.M. and Petersen, M. C.: Development, testing, and application of the oral assessment guide, Oncology Nursing Forum, 15: 325-330, 1988.
2) Sweeney, P.: Oral hygiene In: Davies A, Finlay I, 2005 Oral Care in Advanced Disease. Oxford University Press, 2005.
3) Milligan, S., McGill, M., Sweeney, M.P., and Malarkey, C.: Oral care for people with advanced cancer: anevidence-based protocol. International Journal of Palliative Nursing 7(9), 418-426, 2001.
4) Krishnasamy, M.: Oral problems in advanced cancer. European Journal of Cancer Care 4(4), 173-177, 1995.
5) Vissink, A., Gravenmade, E.J., Panders, A.K., et al.: A clinical comparison between commercially availablemucin- and CMC-containing saliva substitutes. International Journal of Oral Surgery 12(4), 232-238, 1983.
6) Epstein, J.B., Emerton, S., Le, N.D., and Stevenson-Moore, P.: A double-blind crossover trial of Oral Balancegel and Biotene toothpaste versus placebo in patients with xerostomia following radiation therapy. Oral Oncology 35(2), 132-137, 1999.
7) Frank H.Netter: 相磯貞和 訳；Atlas of Human Anatomy 第4版, 南江堂, 2007.
8) 村松真澄：知ると変わる！ ナースの行う摂食・嚥下・口腔ケア；"摂食・嚥下障害を助ける" 口腔ケア, エキスパートナース 24 (2): 61-65, 2008.
9) 足立三枝子：気道感染予防のために歯科衛生士が行った「口腔ケア」；平成15年度老人保健健康増進等事業「口腔ケアによる気道感染予防教室の実施方法と有効性の評価に関する報告書」, 74, 2004.

## 3．口腔ケアに関するQ&A

**Q.1** 高齢者の虫歯や歯周病の原因には何が関与しているのでしょうか

A.
① 歯ブラシを握ることができない。
　関節炎や脳梗塞、他の病気による把持力の低下で歯ブラシを握ることが困難になります。

> どのような対策があるのでしょうか
> 
> 歯ブラシを握ることができるようにグリップを太くする、患者にあったグリップの太い歯ブラシを探すなどがあります。また、作業療法士に相談します。

② 歯磨きペーストのチューブを強く押し出すことができない。
　関節炎や脳梗塞、巧緻性の低下、または他の体力的な制限による把持力の低下で困難になることがあります。

> どのような対策があるのでしょうか
> 
> 歯磨きペーストをチューブから簡単に出す工夫をする。液体歯磨剤の使用。
> 高齢者が使いやすい歯磨剤チューブの開発などがあります。

③ 歯磨きの行為はしているけれど、歯がきれいに磨けていない。
　手指の巧緻性が低下し、歯ブラシがうまく歯に当たっていないことや口の中の感覚が鈍くなっているのできれいになっていないこともあります。「あちこち磨けていない」と言うよりも、高齢者の尊厳を守って歯科で定期的に専門的口腔清掃を受けていただき、口腔内を管理することでプライドを保つような働きかけも必要な場合があります。

④ 歯を磨くのを忘れる。
　アルツハイマーや他の認知症、加齢による虚弱のため、患者が歯を磨くことも含め、日常の口腔ケアを行っていないことがあります(周りにいる人が口腔ケアができなくなってきていることに気がつかない場合は、口腔内の咬合が崩壊した状態で、痛みや食事量の低下で気がつく場合が多い)。
　このような高齢者は、個別性のある介助や口腔ケアの見守りが必要です。

> **何をしたらよいのでしょうか**
>
> 日常の口腔ケアがしやすい場所、たとえば洗面所、台所、テーブルで、あるいは椅子やベッドに横になった状態で口腔ケアを行いましょう。介護者と患者は快適な姿勢で実施し、介護者は患者と同じ高さの視線にいるようにします。
> 口腔ケア用品、水、タオルは簡単に手の届く範囲に置いておきましょう。
> 部屋は十分な明るさがあるようにしましょう。
> ディスポーザブル手袋やマスクをつけましょう。
> 始める前に患者にひとつひとつの手順を説明し、見せましょう(上に絵をかいたりして壁などに貼る)。
> 同じ時間、同じ場所で日常の習慣を維持しましょう。
> ゆとりをもって介護し、前向きな言葉がけをしましょう。
> 認知症がある場合、痛みを訴えることができないかもしれません。介護者は、ディスポーザブル手袋をつけ、マスクをし、丁寧に患者の口腔内を観察しましょう。
> 口腔内観察を拒否する場合は、歯科受診を勧めましょう。観察点を以下に示します。
> 　　目で確認できる虫歯
> 　　膜がはったような光沢のない歯（バイオフィルムに覆われた）
> 　　歯ぐきからの出血
> 　　赤みがかったり、腫れている歯ぐき
> 　　歯がぐらぐらしている
> 　　乾燥、あるいは、ひびのはいった唇、粘膜、舌
> 　　口や舌の痛み
> 　　汚れた義歯
> 　　義歯があっていない

## Q.2　抵抗する患者さんにはどう接したらよいのでしょうか

A．
① 虫歯や歯周疾患の痛みにより患者さんが抵抗していませんか。
　　歯科受診を勧めましょう。

② 患者さんは不快な思いをしていませんか。
　　静かでやさしい声をかけましょう。

好きな音楽をかけたりして、リラックスできる環境を提供しましょう。
何か特別なものを手に持たせることもよいでしょう。

③患者さんはあなたのことをよく知っていますか。
患者さんとの関係をつくる時間を取りましょう。

④コミュニケーション障害がありませんか。
コミュニケーション障害があるようであれば、高齢者とコミュニケーションができる人を見つけましょう。プライバシーを尊重しましょう。

⑤あなたの口腔ケアが下手だと患者さんが感じていませんか。
毎日、同じ口腔ケアを続けましょう。
ひとつひとつ口腔ケアを説明しましょう。
口をあける道具の使用を検討しましょう。
口腔ケアの過程を急ぐのはやめましょう。
可能であれば、歯ブラシを持っている患者さんの手に介護者の手を添えて患者さんが自分で磨くことを手伝いましょう。
患者さんにとって快適で、なじみがあり、簡単で落ち着いてできるような口腔ケアの方法を考えましょう。

## Q.3 歯科疾患の一般的な徴候は何ですか

A.
高齢者が歯磨きをしておらず、それを妨げる身体的制限がみられないようであれば、おそらく虫歯あるいは歯周疾患が存在し、痛みがあるか、不快なため口腔ケアを拒否するのでしょう。その人があなたの質問を理解する認識力がある場合は、口腔内に痛みがあるか聞いてみましょう。また、食事時間の観察をしましょう。
歯や歯ぐきに痛みがある目安となるものには、次のようなものがあります。

| | |
|---|---|
| 口腔内の痛みを表現する | 目で確認できる虫歯がある |
| 継続した口臭 | 歯にしみがある |
| 膜がはったような光沢のない歯 | 歯ぐきの出血 |
| 口腔内の腫れ | 咀嚼の困難 |
| 食事をしない | 口腔内に義歯を入れない |
| 義歯が合っていない | 歯がぐらぐらする |

## Q.4 歯磨きを困難にさせる健康状態にはどのようなことがありますか

**A．**

麻痺：歯ブラシ、歯磨きペーストのチューブを握ることができません。

口を開けていられない：麻痺や病気による衰弱、また、顎関節疾患、口腔感染、歯の食いしばり。

認知症や認識機能障害：しばしば歯磨きを忘れたり、歯磨きの方法を忘れることが あります。

目の異常：視覚障害。口腔衛生の習慣を突然困難なものにすることがあります。

嚥下困難：むせたり、息が詰まるような感じを起こし、歯を磨くことを怖がるかもしれません。パーキンソン疾患または脳梗塞の患者は嚥下が困難な場合があります。

口腔衛生の習慣がない：若いときに、日常の歯磨きを含む適切な歯と歯ぐきのケアをしていなかった場合には、高齢になったときに、それらを重要なものとして考えることは難しいかもしれません。

## Q.5 口腔乾燥の問題点は何ですか

**A．**

口腔乾燥は不快感を与え、虫歯（う蝕）や口腔内感染の危険を増加させます。

一般的に処方される薬と市販薬が、口腔乾燥を引き起こす原因となることがあります。

シェーグレン症候群やがん治療中の患者も、口腔乾燥を引き起こします。

## Q.6 口腔乾燥の徴候は何ですか

**A．**

口がねばねばしたり乾燥する

唾液の不足

口腔内がヒリヒリする

唾液が濃いあるいは糸を引いたりする

舌がざらざらし乾燥する

口唇のひび割れ、または痛み

口腔内感染

咀嚼、嚥下、会話の困難
歯石の増加
口臭、など

### Q.7 口腔乾燥の解決方法には何がありますか

**A.**
医師に、口腔乾燥の原因が薬剤に関連しているかを確認します。薬の変更や投薬量の調整は口腔乾燥を緩和することがあります。しかし、薬剤の変更が不可能な場合は、口腔乾燥の対症療法としては以下のものがあります。

　人工唾液製品の利用
　カフェインを避ける
　たばことアルコールの摂取を避ける
　十分な水分を摂る
　シュガーレスキャンデーやシュガーレスガムを噛むようにする

### Q.8 口腔健康へ影響を与える薬の副作用には何が考えられますか

**A.**
薬は口腔乾燥以外にも、嚥下障害や味覚障害などの副作用も含めて、全身への悪影響を及ぼすことがあります。

### Q.9 副作用の種類には何がありますか

**A.**
歯ぐきの腫れや出血
歯ぐき組織の過成長
真菌感染(口呼吸をする人がこのような感染を起こすことがあります)
衰弱と疲れ(疲れすぎて衛生に気を配らなくなるでしょう)
遅発性ジスキネジーとよばれる状態(これは普通ではない反復した口の動きを引き起こします)
虫歯(う蝕)

## Q.10 口腔の健康へ影響を与えるものは、薬以外には何がありますか

**A.**
たばことアルコールも口腔の健康へ影響を与えます。両方とも、口内、歯、歯ぐきには有害です。

## Q.11 歯科検診を予約するときは、何に気をつければよいのでしょうか

**A.**
高齢者や介護者は、特に歯周疾患の口腔外科手術や治療前には、内服している薬について歯科医に伝えておく必要があります。
アスピリンと抗凝固剤は、出血の問題を引き起こす可能性があるので伝える必要があります。
上手にコミュニケーションができない高齢者には、家族と介護者が歯科検診のとき、次のような情報を歯科医に提供することが大切です。

> 痛みの有無。咀嚼、摂食・嚥下の困難の有無。病気と手術の履歴を含む高齢者の病歴。高齢者の歯科の履歴。投薬、喫煙、アレルギーの有無。支払い。誰が治療の同意をするか。キーパーソンなどの情報。

患者が義歯を装着している場合は、検診時に持参しましょう。

## Q.12 日常的口腔ケアにはどのようなものがありますか

**A.**
自分の歯を持つ高齢者の日常口腔ケアを実践しましょう。

―――何を実践すればよいでしょうか―――

① 食後は、含嗽により食物残渣を除去し、少なくとも1日に1～2回は歯を磨きましょう。
② 柔らかい毛の歯ブラシまたは音波歯ブラシ、電動歯ブラシを使用し、必ず歯ブラシは定期的に取り替えるようにしましょう。
③ 豆粒ほどの少量の歯磨きペーストを使用しましょう。
④ 歯磨きペーストを飲み込んでしまうというような問題があれば、食品成分の歯磨きペースト、アルコール未使用のマウスウォッシュ、あるいは水だけを使用しましょう。

⑤ 前方と後方の歯を1本ずつ丁寧に磨きましょう。
⑥ 粘膜や舌など口腔内全体ををスポンジブラシで清掃し、含嗽を行います。できない場合は、スポンジブラシで清拭しましょう。
⑦ 歯ブラシはミルトンで消毒し、しっかり乾燥させましょう。
⑧ 含嗽は、水や生理的食塩水や2％の重層水などで行いましょう。口臭や口腔乾燥が強い場合は、マウスウォッシュ（口腔乾燥を避けるためにアルコール未使用）は口臭をさわやかに保つのに役に立ち、口腔内の細菌を減少させるのに役に立ちます。（これらのリンスは飲み込まないようにしましょう。嚥下障害がある患者さんの場合は、歯科医と相談しましょう。）
⑨ 高齢者は、専門家による歯の掃除と検診のため年に2回は歯科検診を受けましょう。全く残存歯がない高齢者も年に1回は歯科検診を受けましょう。

## Q.13　義歯について教えてください

A.
義歯を装着するには、初めは少し調整が必要になりますが、適切にフィットしたら、慣れるまでに観察しましょう。

初めての義歯装着者が気になることは何ですか
　口腔内で大きくてごわごわした感じがある
　唇が前に押し出される感覚がある
　咽頭反射
　唾液の増加
　話し方の変化（特にFとSから始まる単語）
　口腔内で痛む
　などがあります。

## Q.14　義歯装着者の口腔介護で気をつけることは何ですか

A.
初日は軟らかい物を食べましょう。歯につくようなべとべとした食べ物を避けましょう。義歯を装着し続け、義歯に慣れましょう。

ただし、粘膜に傷ができたときは、外して歯科医師に調整してもらいましょう。
口腔乾燥がある場合は、オーラルバランス®を使用すると粘膜に傷がつかず、義歯のフィット感がよくなります。
体重減少やむくみは義歯のフィット感に影響を与えます。もしフィット感が変化したら、歯科医に相談しましょう。粘着剤の使用は歯科医が義歯をチェックするまでの間、役に立つでしょう。
毎食後に義歯を義歯ブラシで清掃しましょう。
夜間は、義歯を外して粘膜を休めます。外した義歯は水につけましょう。
しつこい汚れを除き、義歯を清潔に保つために定期的に義歯洗浄剤を使用しましょう。

## Q.15 どんなときに歯科医に連絡すればよいですか

A.
痛い部分ができた場合
義歯の調整が必要である場合
義歯が砕けたり壊れたりした場合
義歯をチェックするために年に一度は歯科検診へ行きましょう。そして義歯がきちんとフィットするかを確認しておきましょう。

## Q.16 義歯のケアについて教えてください

A.
日常的口腔ケアは義歯（総義歯また部分入れ歯）を清潔にまた口腔内を健康に保つのに役に立ちます。

> 何に注意すればよいでしょうか
> ①口腔粘膜を休めましょう(少なくとも1日に数時間は義歯を取り外しましょう)。
> ②乾燥を防ぐために、水の入った容器に義歯を保管しましょう。義歯ケースは、定期的に清掃しましょう。
> ③食べ物のカスを落とすために義歯を水で流しましょう。
> ④義歯を掃除する際のお湯の使用は、義歯が変形するので避けましょう。
> ⑤義歯を落として壊さないように、洗面器やボールに水を張り清掃しましょう。落としたときの保護になります。
> ⑥毎日のブラッシングで義歯をきれいにしましょう。柔らかい毛の義歯用のブラシを使用しましょう。

⑦ たまには、義歯が磨けているかどうか、歯垢染色液で赤く染めて磨きましょう。
⑧ 義歯洗浄剤を定期的に使用しましょう。
⑨ 壊れた義歯を修理しようと試みず、歯科医に連絡しましょう。
⑩ 病院、介護施設環境である場合は、義歯と義歯ケースに名前をつけておきましょう。

### Q.17 義歯の装着について気をつけることは何ですか

A.
常に清潔な義歯を装着しましょう。
食物残渣など異物が残っていると義歯とすれて痛いので口腔内をきれいにしましょう。
口腔乾燥がある場合は、オーラルバランス®を塗布しましょう。
適当な位置に義歯をおき、軽く押し付けます。

### Q.18 義歯の取り外し方について教えてください

A.
上の義歯は、歯ぐき組織に当たる頬の部分に沿って親指か指を上の義歯に沿えます。
義歯がぐらぐらしてくるように徐々に下に向けて引っ張ります。そうすると簡単に取り外せます。
下の義歯は、義歯の両側に指を沿え、横にぐらぐら動くようにしながら義歯をゆっくりと持ち上げます。

### Q.19 義歯を使用している高齢者の介護の注意点と利点は何ですか

A.
介護者は、義歯を使用している高齢者で全介助や半介助のときは、義歯のケアの手順に沿って行いましょう。
義歯のケアは口腔ケアの一部として重要であり、さわやかな感覚のある口腔は患者に快適さと審美性を与えます。
義歯を使用する人は、歯科検診が必要です。
口腔内に自分の歯があれば、歯を磨きます。
義歯に名前をつけることもできますので歯科で相談しましょう。

## Q.20 栄養と高齢者について教えてください

**A.**
適切な栄養を維持し、歯ぐきを健康に保つのを助けるには、高齢者は毎日カルシウム、タンパク質、そして他の必要不可欠な栄養を含む十分な食べ物を摂取し続ける必要があります。健康的な食事は口腔を健康に保つことにも役に立ちます。
どんな年齢であっても、適切な栄養は、口腔の健康に重要です。
高齢者は多くの理由でバランスの取れた食事を摂ることができないことがあります。
定期的に食事を摂らないと口腔機能が廃用し、唾液が出なくなり乾燥し、口腔内の感染が起き、そして誤嚥性肺炎をはじめ、低栄養や免疫力の低下など全身の健康にも影響を与えることになります。

> 注意する食べ物は何ですか
> 
> 砂糖やデンプンが多く入った栄養バランスの悪い食べ物や飲み物は、避けるか制限しましょう。
> ジュースなどの飲み物に含まれる酸は虫歯と歯周疾患の原因となります。
> アルコール飲料もほどほどにしましょう。

## Q.21 高齢者が食べない理由は何ですか

**A.**
義歯が合っていない、あるいは義歯がない
歯と口腔の痛み
うつ、あるいは孤独感
アルコール依存症
低収入
病気(がん治療、例えば、食事習慣や味覚が変化し、食べ物に対する欲望が減少する)
食欲が減退する
アルツハイマーまたは他の認知症(患者は食べることを忘れる場合がある。味覚が失われたり弱くなったりする)
買い物に行くことや、自分で料理することができない

> **何をするべきでしょうか？**
>
> 口腔疾患あるいは他の病気には、適切な医療従事者が相談にのる必要があります。
> 家族また介護者は、高齢者が定期的に食べていない、あるいは栄養的な健康を維持するのに十分な量を食べていないと報告をする必要があります。
> 定期的に栄養のある食事を与えるために、栄養評価とケアプランを作りましょう。
> 在宅高齢者へ提供する配食プログラムなどを利用しましょう。
> 買い物、食事の用意などの社会資源を検討しましょう。

## Q.22 喫煙と虫歯について教えてください

**A．**

喫煙は口腔がんを含む多くのがんのリスクを高めることになります。
次のようなさまざまな口腔の健康状態悪化の原因となることがあります。

　　歯肉の後退
　　歯ぐきの出血
　　深刻な歯周疾患
　　口臭
　　汚れた歯と舌
　　味覚と臭覚の減退
　　術後の治癒が遅れる
　　白板症（白い斑点—口腔がんの初期症状の可能性あり）
　　口腔がん

## Q.23 口腔がんの他の症状としては何がありますか

**A．**

簡単に出血したり治癒しない痛み
口腔組織の色の変化
固くなったざらざらした塊、かさぶた、侵蝕した部分
口腔内と唇の痛み、敏感、しびれ
咀嚼、嚥下、会話と顎や舌を動かすのが困難になる
噛み合わせが変化する

## Q.24　口腔がんのリスクを軽減するのに、簡単な予防策は何ですか

A.

タバコを止める
適度のアルコール摂取
日焼け止め入りのリップクリームで唇を保護する
口腔衛生管理をする
たくさんの果物と野菜を食べる
定期的な歯科検診では口腔がんの検査も含める

## Q.25　がん患者のための口腔衛生管理について教えてください

A.

がん治療は口腔の健康に影響を及ぼし、次に示すような多くの副作用を引き起こします。

　口腔粘膜の腫れや潰瘍
　口腔と歯ぐきの痛み
　口腔感染リスクの増加
　口腔乾燥
　虫歯
　舌のひりひり感、腫れ、皮がむけるなどの問題
　顎の硬直
　食事や嚥下の困難

> 何に気をつければよいのでしょうか
>
> がん治療を始める前に歯科医の診察を受けましょう。可能であれば、がん患者は治療中の口腔感染を予防するために、がん治療が始まる2週間前に歯科治療を終えましょう。化学療法のいくつかの副作用は一時的にがん治療を中止したり、遅れたりという結果をもたらす口腔の健康問題（感染のような）を引き起こします。化学療法を始める前に口腔が健康でない場合は、他の健康問題のリスクも高くなります。

## Q.26 化学治療や他のがん治療の途中で口腔を健康に保つためには何をすればよいのでしょう

### A.
歯科専門医と最適な口腔疾患予防対策について話し合いをすることが重要です。

**どのような対策がありますか**

たくさんの水を飲み、氷を舐めましょう。
口腔乾燥が問題であれば、水溶性保湿剤を使いましょう。
シュガーレスのガムや飴を選びましょう。
虫歯の原因になるような甘い食べ物や飲料を避けましょう。
定期的に口腔ケアと保湿をしましょう。
アルコール未使用のマウスウォッシュだけを使用しましょう。
義歯が不快に感じたり、落ちる場合は、歯科医に見せましょう。
口腔が痛む場合は何を食べたか飲んだかをチェックしましょう。
辛いもの、酸味のあるもの、固い食べ物を避けましょう。
アルコール飲料を避けましょう。
喫煙は止めましょう。

(村松 真澄)

**参考文献**

(1) Ohio Dental Association: Smiles For Seniors; an oral health initiative of the Ohio Dental Association, Funding provided (in part) by a grant from the ADA foundation with generous support of GlaxoSmithKline.

# 4. 専門的口腔ケア

## 1）はじめに

　専門的口腔ケアとは、口腔疾患やそれに関連する全身疾患を予防あるいは治療するために歯科衛生士および歯科医師が行う口腔ケアのことです。患者さんの疾患に関する知識や口腔ケアに対するモチベーションを高め、う蝕の発生予防や歯周病の予防・治療に大きな効果があります。

　認知症高齢者に専門的口腔ケアを導入することは、きわめて大きな意義があります。米山らによって2001年に発表された、高齢者の肺炎における口腔ケアの効果を調べた研究[1]を紹介します。この研究では全国11カ所の特別養護老人ホームで専門的口腔ケアを行った人と専門家が介在しない今までどおりのケア（本人または介助者によるケア）を続けた人にわけて、2年間の追跡調査を行いました。その結果、専門的口腔ケアを行った人は、行わなかった人にくらべ肺炎の発症は約40％減少しました。そのほかにも発熱日数の減少や、肺炎による死亡者数が低いという結果が得られたのです。

　この研究で肺炎を発症した高齢者を分析すると、肺炎を発症しやすい高齢者は、① 脳梗塞の既往のある人　② ADLの低い人　③ 認知機能の低い人であったといいます。また他の文献によると肺炎の発症に最もかかわっているのは、経管栄養でも誤嚥でもなくて口腔ケアが自立していないことであるという報告もあります。つまり、自立度の低い認知症のある人は口の中が不潔になり、肺炎を発症しやすいのです。そのような方に専門的口腔ケアを行うことは、誤嚥性肺炎の発症を低下させ、その死亡率をも低下させることにつながっていきます。

　口腔ケアの基本は毎日自分で行うセルフケア（介護者によるケアも含みます）ですが、専門的口腔ケアを定期的に行い毎日のセルフケアと組み合わせることが、口腔疾患の予防だけでなく高齢者や障害者のQOL向上にとってもより効果的であることがわかっています。専門的口腔ケアの正確な定義は定まっていませんが、以下の項目を含みます。

　① 専門的口腔清掃
　② プラークフリー（歯垢ゼロ）を容易にするための歯科治療
　③ 口腔機能向上のための訓練（摂食・嚥下訓練）

　したがって、専門的口腔ケアは「ケア」という表現を用いていますが「キュア（治療）」も含んでいるのです。

## 2）専門的口腔清掃（歯科衛生士のする口腔清掃）

　専門的口腔清掃には（1）専門的歯面清掃（2）粘膜の清掃（3）義歯やチューブの清掃、管理という項目があります。

### （1）専門的歯面清掃

　ビルの床掃除を思い浮かべてください。清掃係の方が毎日拭き掃除やモップがけをし

てくれているので綺麗な状態を保ち続けることができます。しかし、新しいうちはピカピカだった床も日がたつと徐々にくすんできます。頑固にこびりついた汚れは力を入れても簡単には落ちなくなるからです。そこで月に1回程度、機械を使ってワックスがけを行うとビルの床はとても綺麗になります。さらに機械によるワックスがけを行っている場合には、汚れが落ちやすいので毎日の掃除も力がいらず楽になります。たとえていえば、専門的歯面清掃はこのワックスがけに相当します。毎日の歯磨きではなかなか落ちない汚れや細部のプラーク(デンタルプラーク：歯垢)、歯石を専門家の手によってきれいに除去することと考えてください。

　自然界で細菌はふわふわと浮遊しているわけではなく、どこかにへばりついた集団として存在しています。これをバイオフィルムとよんでいます。水を入れたまま長く放置しておくと、コップの中にはヌルヌルした膜ができます。このヌルヌルがバイオフィルムです。歯の表面に付着したプラークは、細菌の集合体として形成されたバイオフィルムとして存在しています。そしてプラークは歯面と非常に強固に結合しているため容易には除去できません。また、抗菌剤や消毒薬はバイオフィルムの中までは届きません。抗生物質を投与しても効かないのです。そのため歯ブラシだけでなく補助用具や専用の機械を使用して完全に除去することが重要になるのです。

　専門的歯面清掃にはマニュアル操作による清掃(PTC)に加えて、機械を用いた清掃方法(PMTC)も含んでいます。

＜専門的歯面清掃の実際＞
　① 専門的歯面清掃(PTC：Professional Tooth Cleaning)
　a．ブラッシング(図1)
　　バイオフィルムとしてのプラークを機械的・物理的に除去します。高齢者の口腔清掃能力や口腔内に合わせたブラシを選択します。高齢者は口腔粘膜が弱いので歯に合わせた歯ブラシと口腔粘膜に合わせた歯ブラシを使用します。図1右は1歯用ブラシ(タフト)。
　b．フロッシング
　　歯と歯の間を清掃する用具(図2)。

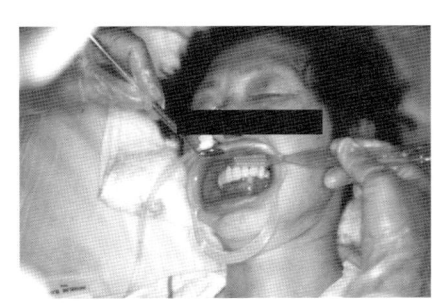

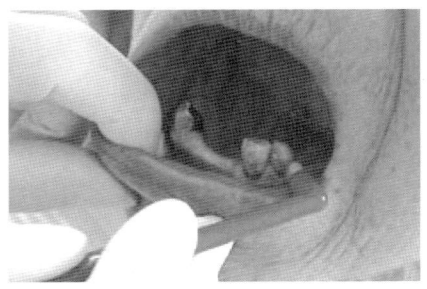

図1　ブラッシング

c．歯間ブラシ

　　　隣接面のプラーク除去に使用します。歯間部歯肉の清掃に有効です（図3）。
　d．薬剤の使用（化学的清掃）

　　　CHG（クロルヘキシジン）含有製剤など多くの製品が市販されています。

② 専門的機械的歯面清掃（PMTC：Professional Mechanical Tooth Cleaning）
　a．プラーク染色
　　　a）プラークを染め出す液を歯全体に塗っていく。
　　　b）液を洗い流すと、プラークの溜まっている部分が赤く染め出されているのが
　　　　わかる。一般に、歯と歯ぐきの間が赤く染まる場合が多い。
　b．研磨ペーストの塗布、注入
　　　a）赤く染め出された部分を中心に、練り歯磨き剤をつけていく。
　c．清掃・研磨
　　　a）専用のチップでていねいに歯の汚れを落としていく（図4）。
　　　b）専用のブラシで汚れを落としながら磨く。

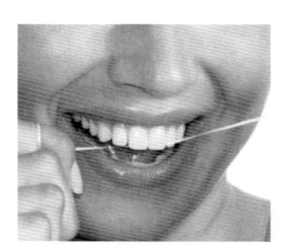

図2　フロッシング

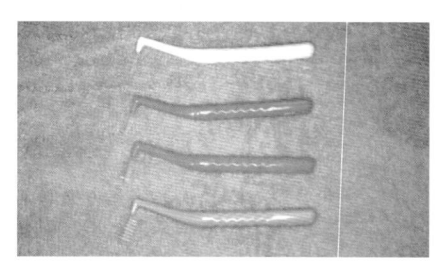

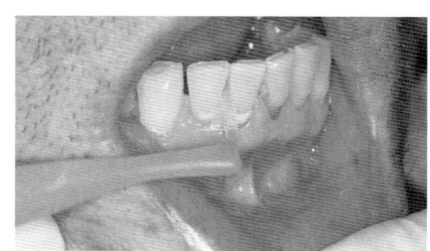

図3　歯間ブラシ

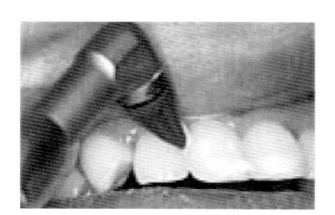

図4　歯面清掃

（2）粘膜の清掃
　　P21〜23の（2）粘膜ケアの項を参照下さい。

（3）義歯やチューブの清掃、管理
　　義歯や栄養チューブ、挿管チューブなどは細菌や真菌が付着しやすくバイオフィルムを形成します。

3）歯科治療（カリエス、歯周病、義歯）
　患者さんの口の中を注意深く観察すると、見慣れない金属や人工の歯が存在することに気がつきます。以前に自分が受けたことのある治療であっても、意外と歯科治療の内容については知らない人が多いのです。近年、歯科治療はますます細分化され、それらが複雑に統合された形で行われていますが、一般的には次の4つに分かれます。

（1）外科治療
　　抜歯や骨折の整復手術、腫瘍摘出術など、歯だけでなく歯肉や顎の骨を対象とした、いわゆる口腔外科手術。歯周病の外科的治療である歯周外科手術も含まれます。

（2）保存修復治療
　　う蝕に罹患した部分を削って、金属やプラスチックを詰める充填処置や冠（かぶせ）を装着する歯冠修復処置と、歯の神経部分（歯髄）を除去する歯内療法があります。歯を抜かずに保存することを目的とした治療。

（3）歯周治療
　　歯周病は歯を支えている歯槽骨や歯肉の炎症です。この歯周病に対する保存的治療をいいます。

（4）欠損補綴（ほてつ）治療
　　歯が抜けた部分の形態的な修復を行い、咀嚼や嚥下、構音などの口腔機能回復を目的とした治療。ブリッジや義歯（入れ歯）、インプラントなどがあります。

（5）矯正治療
　　不ぞろいな歯並びを改善し、正しい嚙み合わせにするための治療。金属のワイヤーが装着されていることが多い。

4）摂食嚥下訓練
　口は消化管のはじまりであり、食物を取り入れて嚙みくだき（咀嚼）、それを飲み込んで胃に送り込む（嚥下）役目を持っています。その一連の動作を摂食嚥下運動とよんでいます。

この誰もが日常的に自然に行っている摂食嚥下運動も、実は種々の口腔内の機能が複雑に連動し、はじめて問題なく果たせるのです。その機能のうちひとつでも障害があれば、さまざまな問題が引き起こされ、特に高齢者においては重大な事故にもつながりQOLにも大きく関与します。

摂食・嚥下機能の訓練は大きく2つに分けられています。間接的訓練と直接的訓練です。

(1) 間接訓練

間接的訓練は摂食・嚥下に関連する器官に対する基礎的な訓練です。これは直接に食べ物を与えないで行う訓練で、具体的には関節などの可動域や筋力の訓練、感覚や反射の感受性を変化させる訓練、呼吸や構音訓練、嚥下パターン訓練などが含まれます。この訓練は食べ物を使用しないため安全性が高く、適切な指導をうけ積極的に家庭でも行っていただきたいものです。

(2) 直接訓練

一方、実際に食べ物を食べさせる訓練は直接的訓練といい、摂食・嚥下の応用訓練です。これは食べ物を実際に嚥下させる訓練であるため、その開始に当たっては誤嚥に対する十分な評価が必要です。評価方法は嚥下造影やビデオ喉頭内視鏡が中心となり、これらにより、安全な(誤嚥を起こさない)食物形態や姿勢を検討します。そして注意深く口から食物を与え、簡単なものからより難しいものへ繰り返し評価を行いながら徐々に進めてゆく方法です(段階的摂食訓練)。

5) 口腔ケアチームの重要性(病院におけるチーム医療としての口腔ケアの取り組み)

病院に勤務していると、実にさまざまな患者や疾患を診ることができます。そしてそこでは、全身と口腔の疾患が非常に深いかかわりを持っていることを実感することができます。病院歯科(口腔外科)の業務の多くは口腔外科的診療に当てられてはいますが、もう一方の大きな柱として「口腔ケアを中心とした院内および地域との連携」があります。特に急性期を担う病院では、脳血管障害の発症直後からの口腔管理、あるいは胸腹部手術周術期の徹底した口腔ケアなど急性期を意識した歯科の介入がなされています。これらはいずれも歯科単独あるいは医科スタッフだけの知識や技術で遂行できるものではありません。院内の多くの職種との連携や知識、技術の共有が不可欠です。

(足立　了平)

引用文献
1) 米山武義, 吉田光由, 他：要介護高齢者に対する口腔衛生の誤嚥性肺炎予防効果に関する研究, 日歯医学会誌20: 58-68, 2001.

# 第3章 認知症の症状別口腔ケアのアプローチ方法

　認知症の症状は、認知障害によるものと、非認知障害によるものに分けられます。また、高齢者は薬を服用していることが多く、その副作用も多様にみとめられます。これらは口腔ケアを行う場合にも、影響を及ぼします。
　認知症の方への対応の多くは、その病態の複雑さから非常に困難となりますが、これらの症状別に、具体的な対応を行っていくとよいでしょう。

### 1）認知障害によるもの
　認知症による特徴的な症状には、健忘・記憶障害、言語障害、認知障害（失認）・空間認識障害、失行、実行障害などによるものがあります。以下に症例別の口腔ケアの対応について述べていきます。

#### （1）健忘・記憶障害
　健忘・記憶障害とは、短期記憶ではなく、長期記憶に蓄えられた情報の記憶障害です。つまり、最近のことは思い出せないけれども、昔のことはよく覚えているといった状態です[1]。

　行動の問題
　・前回、いつ口腔ケアを行ったか思い出せません
　・今、自分が何をしているかわからなくなります
　・口腔ケアを行うべき時間帯がわかりません
　・口腔ケアの方法や順番がわからなくなります

　対　応
　・口腔ケアに集中できるよう、静かな環境を作り、気が散るようなものを周りから片付けます
　・口腔ケアを行うように、声かけや身振りで促します
　・口腔ケアを開始したら、注意がそれないように声をかけ、続けられるように促します
　・口腔ケアの時間を決め、その時間になったら始めるように声かけをします
　・口腔ケアが途中で止まってしまわないよう、声かけや、実際に器具（歯ブラシやコップなど）を手渡しながら、続けられるように誘導します

#### （2）言語障害
　言語障害のうち失語という症状がありますが、これは正常な言語機能をいったん獲得した後、大脳半球の限局された器質的病変を起こし、その結果、言語（口頭言語と書字言語の両方）、表象の理解・表出に障害をきたした状態です[2]。

行動の問題
- 口腔ケアの方法に関する希望などを表現できません
- 口腔ケアについての指示を理解するのが困難になります
- 自分の意思が周りに伝わらないことにより、精神的にいらいらしたり、落ち込んだりします

対　応
- 本人の意思を汲み取れるよう、表情やしぐさに注意します
- 言葉や文字だけでは理解が難しいので、口腔ケアを始めるよう、身振りなどの動作で誘導します
- 口腔ケアの方法がわからなくなっているときには、言葉や文字ではなく、実際に一部介助して誘導します

（3）認知障害（失認）・空間認識障害

　認知障害（失認）、認知不能とは、失語や失行と同様に、大脳の局所的病変によって生じる巣症状のひとつで、視覚、聴覚、触覚などの要素的な知覚の障害はないのに、対象を認知することができない状態です[3]。

行動の問題
- 口腔ケアに必要な器具がどこにあるか、どこに置いたらよいかがわからなくなります
- 口腔ケアの器具を認識できなくなります
- 距離の判断ができないので、自分のものと他人のものが区別できなくなります

対　応
- 口腔ケアに用いる器具（歯ブラシやコップなど）を、直接本人に手渡してあげます
- 洗面台を整理し、不必要なものを片付けて、口腔ケアに必要な器具だけにします
- 本人の器具と、他人の器具をしまう場所を完全に分けます

（4）失行（体肢運動失行、口腔運動失行）

　失行または行動不能とは、麻痺や失調症などの運動障害がなく、また行うべき行為を十分理解していながら運動や動作を正しく行うことができない状態をいいます[3]。

行動の問題
- 口腔ケアに取りかかる（開始する）ことができません
- 歯ブラシやコップなどをうまく使えなくなります
- 歯ブラシを口に入れることや、歯に当てて細かく動かすなどの、随意運動がうまく行えなくなります

対　応
- 口腔ケアを始める際に、歯ブラシを手に持たせて「はい」などと言いながら、

口腔ケアの動作を開始するきっかけを作ります
- 手がうまく使えない場合、歯ブラシの柄やコップの把持部を持ちやすい形状に工夫します
- 歯ブラシの先がうまく歯に当たらない場合は、毛束部が広いものや、電動歯ブラシを用いることを検討します
- コップの底に滑り止めがついているものを用意します
- どうしてもできない場合には、介助で手伝います

口腔機能・口腔感覚の問題
- 口唇や顎関節の可動域が減少し、大きく口を開けられなくなります
- 口腔ケアのために口を開け続けることができなくなります
- 舌などの口腔器官の脱力や感覚低下が起こり、うがいをしようとして口に水を含んだ後、そのままじっとしていたり、飲み込んでしまったりします

対　応
- 口腔機能訓練として、口唇や顎関節の最大可動域訓練や、舌のストレッチ、口腔内のマッサージなどを行います
- 口腔ケアの間、口を開けていられるよう、介助者が開口保持を行います
- うがいの際、飲み込んでしまってもよいように、含嗽剤は使用しないようにします
- 舌の脱力や機能不全が、薬の副作用によるものかどうかチェックします

（5）実行障害
実行障害とは、前頭葉機能不全症状によるもので、人格や行動に変化が現れます。

行動の問題
- 社会的に認められないような行為（歯磨剤を食べる、うがいの水を飲む、など）がみられます
- ペーシングが困難になります

対　応
- 飲んでしまう可能性のある危険なもの（特に洗剤や汚物など）を、周りから取り除きます
- 口腔ケア時のうがいでは、含嗽剤などを使わず、水だけにします
- 歯間ブラシやフロスなど、小さい器具は飲み込んでしまう可能性があるので、注意します
- 歯磨きの力が強すぎたり、ペースが速すぎる場合には、歯や歯肉を傷つけないよう、柔らかい毛先の歯ブラシを用いるようにします
- ゆったりとした気分で口腔ケアを行えるよう、静かな環境を作ります

## 3章 認知症の症状別口腔ケアのアプローチ方法

### 2）非認知障害によるもの
非認知障害による症状と、その症状別の口腔ケアの対応について述べます。

#### （1）うつ病（抑うつ症）
　精神的・精神運動的・身体的症状の組み合わさった抑うつ症候群で、抑うつ気分、悲哀感などの感情障害、思考制止などの思考障害、意欲低下、睡眠障害、抑うつ状態の日内変動などを主症状とする情動性精神障害があります[3]。

　行動の問題
　　・口腔ケアを拒否します
　　・口腔ケアの動作が遅く、長時間かかります
　　・非常に無気力で、自分から口腔ケアを行おうとしなくなります
　対　応
　　・その人が口腔ケアを行えるような、受け入れられる言葉や身振りなどによって、口腔ケアを始めるきっかけを作ります
　　・自立している人たちと一緒に口腔ケアを行えるような環境を作り、他の人の行動を見て刺激を受けるようにしてみます
　　・うつ状態が重くてどうしても口腔ケアを自分で行えない場合には、全てを介助で行います
　　・薬によってうつ状態が改善する場合もあるので、主治医に相談します

　また高齢者では、うつ病（抑うつ症）が、「周囲の状況が理解できないため、無関心」「話し方や動作が遅く、集中力障害」などを呈し、認知症と間違えられることがあります。これは、仮性認知症とよばれています。

#### （2）幻覚
　外界には実在しないものが、知覚されたかのように感じられることをいいます。幻覚は、出現する知覚領域に従って、幻視、幻聴、幻嗅、幻味、幻触、体感幻覚などに分類されます。音、響き、光などの幻覚は、要素幻覚とよばれます[3]。

　行動の問題
　　・幻覚のために口腔ケアに集中できなくなります
　　・まわりにハエが飛んでいる、口の中に虫がいる…などと訴えます
　対　応
　　・幻覚の起きていない時間帯に口腔ケアを行うようにします
　　・口腔ケアを自分で行えない場合には、介助で行います

### （3）妄想

その内容が、実際にはありえない不合理なものであるにもかかわらず、並々ならぬ確信をもって信じられている思考内容をいいます。理論的というより、感情的に信じられ、他人の説得や事実の提示によって、その内容を訂正することができない状態です[3]。

行動の問題
- 口腔ケアの器具や、介助する人に対して、妄想的想像による拒否があります
- ひどいことをされる、いじめられている、などの発言をします

対　応
- その人が過去に、口腔ケアに関して不快な経験がないか確認します
- 介助する人を変えてみます
- 使用器具を変えてみます
- 気持ちが落ち着いている時間帯に口腔ケアを行うようにします
- 口腔ケアを自分で行えない場合には、介助で行います

### （4）攻撃性

相手に敵対し、傷つける目的をもった行動をいいます。攻撃はフラストレーションの結果から起こるとされています（J. Dollard：1900生，心理，米）[3]。

行動の問題
- 介助を受け入れなくなります
- 口腔ケアのために洗面台に行くことを拒否したり、介助されることを拒否します
- 口腔ケアの介助者に殴りかかったり、唾を吐いたり、かみついたりします

対　応
- 介助する人を変えてみます
- 本人が訴えたいことが伝わらないことが、殴るなどの暴力行為として表れている場合があるため、本人の希望をできるだけ汲み取るようにします
- 本人の精神状態が安定している時間帯に口腔ケアを行うようにします

### （5）精神運動興奮

精神運動興奮は、精神的過程によって引き起こされた活発な運動性の興奮で、たえず動いていたいという、やみがたい欲求がある状態です。躁病興奮は、躁気分が中心で何かせずにはいられませんが、一応は、目的をもった行為です（行為心迫）。しかし、緊張病興奮では、不安緊迫によって行動しますが、了解はしがたく、唐突だったり、情動的だったりします（運動心迫）[3]。

行動の問題
 ・徘徊により、口腔ケアのための場所にじっとしていられません
 ・口腔ケアに集中できなくなります
対　応
 ・口腔ケアが始まるまでは、十分に歩き回ってもらうようにします
 ・声かけや身振りによって、口腔ケアを始めるきっかけを作り、誘導します
 ・口腔ケアの間中は、その人にしっかりかかわる(放置しない)ようにします
 ・興奮が薬の副作用によるものかどうかチェックします

## 3) 薬剤の副作用による特徴的な症状

高齢者が多く服用する薬剤と、その副作用による症状に対応した口腔ケアについて述べます。

### (1) 摂食・嚥下機能に悪影響を及ぼす可能性のある薬剤

高齢者では多くの薬を服用していることがあります。以下に、摂食・嚥下機能に悪影響を及ぼす可能性のある薬剤をあげました。

① 抗精神病薬　　　　　② 抗うつ薬
③ 抗痙攣薬　　　　　　④ 鎮痛薬
⑤ パーキンソン病治療薬　⑥ アルツハイマー病治療薬

### (2) 中枢神経系薬の副作用による症状

薬の副作用による症状は、錐体外路症状の副作用として表れます。その薬を中止、変更してもらわないと改善は困難です。その場合は、主治医、担当看護師、薬剤師などの職種と協議することが必要となります。

① 錐体外路症状
 a．パーキンソニズム：
  筋群の強剛(固縮)、振せん、などにより、運動の開始やコントロールを困難にします。表情の欠如や姿勢・体位・歩行の硬直、完全な非可動性になることもあります[4]。この状態は四肢を侵すことがあり、その場合、自力での口腔ケアは困難となります。また、嚥下障害を引き起こすこともあり、口腔ケア時に唾液や水分を誤嚥する危険性があります。この症状が出るまでに、服薬し始めてから数週間かかることもあるので注意します。

行動の問題
 ・口腔ケアを始めようとしても、なかなか始めることができません
 ・口腔ケアを行うために、立ち続けていられなくなります

- 歯ブラシやコップを持っていられなくなります
- 歯ブラシを操作することが難しくなります

対　応
- 薬の副作用が現れる時間帯を避けて口腔ケアを行うようにします
- どうしても行えない場合には、全てを介助で行います


口腔機能の問題
- 嚥下障害が起こり、唾液や水分でむせやすくなります

対　応
- 薬の副作用の現れにくい時間帯に、口腔ケアを行うようにします
- 誤嚥しないよう、姿勢(特に、頸部)に気をつけて、のけぞらないようにします
- 吸引器を用い、唾液や水分を吸引しながら口腔ケアを行います


b. ジストニー、ジストニア：
姿勢・体位の高度な屈曲、捻転を伴う状態で、単数または複数の筋群の不随意な攣縮によって起こります。たとえば、顎、頸や脊柱の痙攣などが現れます。急性ジストニーは突然、薬物療法中の初期に起こります。これは、嚥下、言語、呼吸の障害として現れます[4]。


行動の問題
- 口腔ケアを行っている間、同じ姿勢を保ち続けていられなくなります(立っていられない、など)
- 顎、頸などが震え、口腔ケアを続けていられなくなります

対　応
- 薬の副作用の現れにくい時間帯に、口腔ケアを行うようにします
- 椅子や車椅子などに座って口腔ケアを行うようにします
- 口腔ケアの途中、何回か休みながら行うようにします


口腔機能の問題
- 口腔内にも攣縮がみられ、舌などが震えて動きが悪くなります
- 嚥下障害のため、唾液や水分でむせやすくなります

対　応
- 薬の副作用の現れにくい時間帯に、口腔ケアを行うようにします
- 誤嚥しないよう、姿勢(特に、頸部)に気をつけて、のけぞらないようにします
- 吸引器を用い、唾液や水分を吸引しながら口腔ケアを行います
- 口腔ケアの途中で、何回か休みながら行うようにします

c．静座不能、アカシジア：
一種の強迫性運動不穏状態で、特に下肢に現れます。パーキンソニズムで、筋硬直による筋疼痛がある際にみられます。また関連する心理的興奮状態は、その人をよけいに混乱させる原因となります。精神安定剤の副作用として現れることもあります[4]。

行動の問題
・口腔ケアのために、じっと座っていることができなくなります
対　応
・薬の副作用の現れにくい時間帯に、口腔ケアを行うようにします
・口腔ケアの間中、その人にしっかりかかわる（放置しない）ようにします
・筋疼痛が原因の可能性があるので、口腔ケアの途中で、何回か休み、体勢を変えながら行うようにしてみます

d．遅発性ジスキネジア：
フェノチアジン系の抗精神病薬の長期服用によってみられる、四肢、体幹、頭や舌の異常な不随意運動を遅発性ジスキネジアといいます。薬の服用中止後に現れ、永続的に持続する場合もあります。これは、咀嚼や嚥下の開始や、コントロールを侵すことがあります[3]。ジスキネジア嚥下障害が起こった場合、口腔ケア時の唾液や水分の誤嚥に注意が必要です。

行動の問題
・不随意運動により、口腔ケアの間、同じ姿勢を保てなくなります
・歯ブラシやコップを把持したり、操作することが困難になります
対　応
・薬の副作用の現れにくい時間帯に、口腔ケアを行うようにします
・ジスキネジアが現れている間は、立位を保つことは困難なため、椅子や車椅子に座って行うようにします
・どうしてもできなければ、介助で行うようにします

口腔機能の問題
・口唇や顎がガクガクし、開口状態を保持することが困難になります
・舌のジスキネジアの場合、舌の突出と引っ込めが交互に繰り返され、口腔ケアを困難にします（うがいができない、歯ブラシを押し出す、など）
対　応
・薬の副作用の現れにくい時間帯に、口腔ケアを行うようにします
・一部または全介助にて、口に現れるジスキネジアの動きを避けながら、口腔ケアを行う手助けをします

②薬の副作用によるその他の特徴的症状
 a．嗜眠状態：
　　意識障害のある段階を表す語で、呼びかけ、身体をゆする、痛みの刺激などにより開眼する程度の意識障害のことです[3]。

　　行動の問題
　　　・覚醒状態が悪いので、口腔ケアに意識がいきません
　　　・嚥下反射、咳反射が弱くなり、唾液や水分を誤嚥しやすくなります
　　　・口腔ケアの途中で眠ってしまいます
　　対　応
　　　・上体を起こし、よい姿勢で行います
　　　・覚醒状態がよい時間帯に行うようにします
　　　・薬の副作用を確認します

 b．多量の流涎：
　　嚥下がうまくいかない、口腔内の感覚が落ちるなど、一定時間内の嚥下回数が減少すると唾液が口腔に溜まり、その結果流涎を引き起こします。また、薬の副作用によって唾液の過剰な産出がある場合があります。

　　口腔機能・口腔感覚の問題
　　　・口腔ケア時に流涎がたれ落ちてしまいます
　　　・溜まった唾液でむせやすくなります
　　対　応
　　　・吸引器を用いて、口腔内に溜まった唾液を吸引しながら行います
　　　・下唇の下に受け皿を当て、流れ出た唾液を受け止めながら行います
　　　・流涎が薬の副作用によるものかどうかチェックします

　　　　　　　　　　　　　　　　　　　　（花形　哲夫、田村　文誉、菊谷　武）

### 引用文献
1) ステッドマン医学大辞典編集委員会編：ステッドマン医学大辞典(改訂第5版)(電子辞書)，メジカルビュー社，東京，2007．
2) 上田　敏，大川弥生編：リハビリテーション医学大辞典，医歯薬出版，東京，1996．
3) 最新医学大辞典編集委員会編：最新医学大辞典(第3版)インターネット電子版，医歯薬出版，東京，2006．
4) Jacqueline Kindell著；金子芳洋訳：認知症と食べる障害，2-19，医歯薬出版，東京，2005．

### 参考文献
(1) Lynette L Carl，他著；金子芳洋，土肥敏博訳：薬と摂食・嚥下障害，医歯薬出版，東京，2007．
(2) 菊谷　武監修：基礎から学ぶ口腔ケア，学習研究社，東京，2007．

# 第4章　認知症高齢者の口腔ケア事例

## 1．事例

症例1　口腔ケアに一部介助が必要な場合
　　主たる介護者：娘
　　患者名：N・M　性別：女
　　年　齢：66歳
　　診断名：初老期認知症（アルツハイマー型認知症）、てんかん、骨粗鬆症
　　日常生活自立度：
　　　障害高齢者の日常生活自立度；A2
　　　認知症高齢者の日常生活自立度；Ⅱb
　　　要介護度；要介護2
　　経　過：
　　　高齢初発で原因不明のてんかん発作を40歳代から発症しており、抗痙攣剤による治療を継続的に受けていました。その後、骨粗鬆症による腰椎変形で生じる運動障害が悪化しました。認知に関しては、見当識や記銘力は比較的保たれていましたが、計算力や動作の記憶に障害がみられ、自立した生活が困難な状態となり、初老期の認知症（アルツハイマー型認知症）と診断されました。
　　認知症の中核症状：
　　　短期記憶には問題があり、日常の意思決定を行うための認知能力、および自分の意思の伝達能力は、いくらか困難な状態でした。認知症の周辺症状としては、性格は明るく会話量は多いものの、会話の内容は乏しく、言葉で意欲を示す割に自発的な行動は伴いませんでした。援助があれば意欲的に行動しようとしますが、あわてて動作をする傾向があるため、介助が必要でした。
　　口腔内所見：
　　　歯間部・歯頸部の歯垢・歯石の沈着（＋）　　舌苔（±）　　口臭（－）
　　摂食・嚥下機能所見：
　　　食事時において、食物を噛まずなかなか飲み込まず、嚥下時は丸呑みでした。食事時間は、40分以上でした。

口腔ケアプラン：症例1の口腔ケアプランを下に示します。

| 問題点 | ケア項目 | 誰が | いつ・頻度 | どのように |
| --- | --- | --- | --- | --- |
| 口腔内が汚れている。歯磨きに集中しない。 | 口腔内・舌のブラッシング | 介護者 歯科衛生士 | 2～3回/日 来院時 | 歯磨きのときに歯垢・舌苔の磨き残しの声かけ、鏡を使っての口腔清潔状態の確認、集中できる環境づくりを行う。 |
| 食物を噛まず嚥下時は丸呑みである。またなかなか飲み込まないことがある。 | 咀嚼・嚥下失行の改善 | 介護者 | 食事時 | 介護者が食事時に声かけを行い、咀嚼・嚥下を促す。 |

対 応：

　口腔ケアは患者自身で行っていましたが、歯の隣接面・歯頸部の歯垢・歯石付着および舌苔が認められ、十分に口腔ケアができているとはいえませんでした。そのために、介護者による一部介助、また歯科衛生士などによる専門的な口腔ケアが定期的に必要であると判断しました。歯科衛生士による口腔ケアは歯科診療室において行いました。

　口腔ケアを行うにあたり、以下の項目について考慮して行いました（図1）。

① 口腔ケア開始時は、拒否がみられました。口腔ケアを指導するにあたりコミュニケーションは不可欠です。そのような中で確実にコミュニケーションを取るためには、患者および介護者に対して健常者と同様に鏡・模型などを活用して患者自身の口腔内観察・口腔内の状況・口腔ケアの方法を理解してもらうこと、またリラックスしてもらうように配慮しました。
② 理解・信頼が得られない状態でむやみに口腔ケアを急いで行うと、信頼が得られないまま拒否を受けてしまう場合があるので無理強いしないようにしました。
③ 認知症の症状である「集中力の欠落」により、口腔ケア中でも口腔ケアを行っていることを忘れてしまうことがあります。行為に集中できる環境づくりをしました。

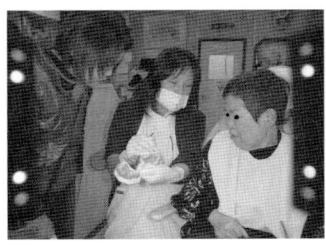

口腔ケア指導当初は緊張もあり、拒否がみられた。 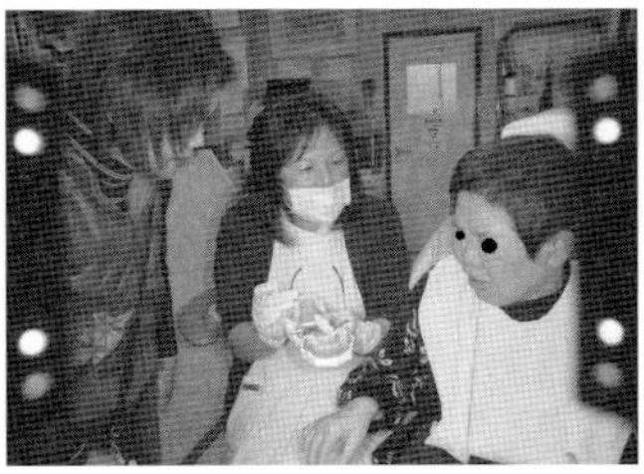　　　口腔ケアに集中できない。 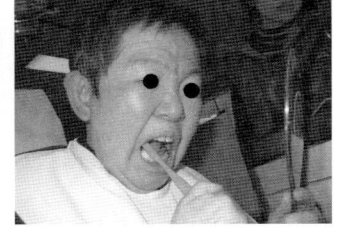　　　鏡で口腔内を観察しての口腔ケア

図1　症例1の口腔ケア

食事については、あわてずによく嚙んで食べてもらうために、行為に集中できる環境をつくり、時間に余裕を持って随時声かけを行いながら、見守りの状態で食事を行うように指示しました。

**症例2　全介助の場合**
　主たる介護者：妻
　患者名：O・S　性別：男
　年齢：78歳
　診断名：アルツハイマー病
　日常生活自立度：
　　障害高齢者の日常生活自立度；A2
　　認知症高齢者の日常生活自立度；Ⅳ
　　要介護度；要介護5
　経　　過：
　　平成12年アルツハイマー病と診断されました。長谷川式スケールは1点で、急速に問題行動が増加していました。また、下肢筋力の低下もみられ、転倒の危険がありました。
　認知症の中核症状：
　　短期記憶に問題があり、日常の意志決定を行うための認知能力の判断はできませんでした。自己の意思伝達能力は、具体的要求にかぎられていました。
　認知症の周辺症状：
　　異食行為、暴言、暴行、徘徊、介護への抵抗があります。
　口腔内所見：
　　口腔内は、歯垢・歯石・食持残渣が認められました。
　摂食・嚥下機能：
　　異食行為・過食・詰め込み・むせが観察されました。

　口腔ケアプラン：症例2の口腔ケアプランを下に示します。

| 問題点 | ケア項目 | 誰が | いつ・頻度 | どのように |
|---|---|---|---|---|
| 口腔内が汚れている。歯磨きを受け入れない。 | 口腔内清掃、歯と舌のブラッシングを介助する。 | 介護者ヘルパー歯科衛生士 | 毎食後 4回／月 | ブラッシングを受け入れさせるために、集中できるような環境をつくる。声かけを行い、介助下で柔らかめの歯ブラシを使用して、ブラッシングを行う。 |
| 食べ物を詰め込みすぎてむせることがある。異食行為がある。 | 食事の見守りおよび必要時に介助する。 | 介護者ヘルパー | 毎食時 | 食事時に、見守りと声かけを行う。摂食時の一口量とペースに気をつける。身の回りから、飲み込む危険のある物を取り除く。 |

対　応：
　日々の口腔ケアは患者自身では行えない（実行障害）ために、全介助で行わなければなりませんが、拒否が強く、指示に全く従わないケースのため、患者、術者がともに安全に口腔ケアを行える方法が必要になります。
　そこで、口腔ケアを行うにあたり、以下の項目について考慮して行いました。
① 患者は口腔ケアの意味や、歯ブラシなどの器具を理解できず、不安感を持っているため、受け入れてもらうために簡単な言葉で声かけを行いました。
② 痛みを与えないように歯ブラシ圧を弱くし、刺激の少ない器具を選択して不快感を与えないようにしました。
③ 患者の不意の動きに対応するため、術者は歯ブラシを持つ手を患者の顎に固定し、また必要に応じて介助者により患者の頭部の固定を行いました（図2）。
④ 抑圧感を与えないように、術者は患者と目線を同じ高さにし、また手の抑制法として、患者と介助者がお互いに手掌を合わせて握手をした状態としました。
⑤ 最初から全てを磨こうとせず、対応は短時間で我慢の限界を超えないように休みながら無理強いはせず、徐々に清掃できる範囲を広げていきました。
⑥ 終了時には、頑張ったことを誉め、口の中がきれいになったことを患者に伝えて爽快感を確認してもらいました。

　なお食事に関しては、食べ物の口への詰め込みを防ぐために、摂食時の一口量とペースに気をつけるよう、見守りと声かけを行いました。また異食行為があるために、身の回りの環境整理と見守りは不可欠でした。
　この症例では、口腔ケアおよび食事介助などにおいて、主介護者である奥様だけでは十分な対応ができていない状況でした。全介助が必要な場合には、歯科衛生士などによる専門的な口腔ケアに加え、関連職種の連携がより一層不可欠であると考えられました。

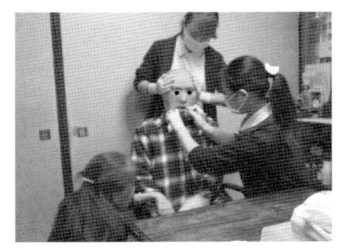

不意の動きに対応するために頭部の固定、および奥様の協力のもと安心感を与えての口腔ケア

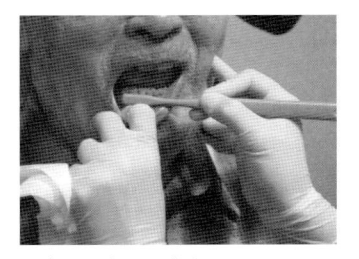

不意の動きに対応するためにブラシを持つ手は下顎骨に固定する。

図2　症例2の口腔ケア

**症例3　口腔ケアが自立していると思われていた症例**
　主たる介護者：妻
　年齢：88歳　　性別：男性
　診断名：レヴィー小体型認知症
　日常生活自立度：
　　障害高齢者の日常生活自立度；Ａ２
　　認知症高齢者の日常生活自立度；Ⅱ
　　要介護度；要介護２
　経　　過：
　　10年前、日常生活において転倒や筋肉の震えなどを自覚したため、病院を受診したところ、パーキンソン病と診断されました。しかしその後、パーキンソンの治療だけでは顕著な改善が認められず、他院での検査の結果、平成18年にレヴィー小体型認知症と診断されました。認知症の症状には波があり、調子のよい時にはほとんど問題なく日常生活を送ることができたため、妻は口腔ケアなど身の回りのことに関して無理に手伝うことはありませんでした。
　認知症の中核症状：
　　記憶障害が徐々に悪化し、注意力が散漫となりました。また、突然動かなくなる（無動）ことや、手などの震え、姿勢が前かがみになるといった、パーキンソニズムの症状も認められました。
　認知症の周辺症状：
　　転倒や妄想、幻覚が認められました。
　口腔内所見：
　　口腔内は、舌や顎の不随意的な震え（パーキンソニズムによるもの）が認められ、長時間開口していることが困難でした。また、口腔清掃状態は不良で、舌苔が多量に付着していました。無歯顎のため、総義歯を使用しており、食物残渣やデンチャープラークの付着がみられました。
　摂食・嚥下機能：
　　食べこぼし・口腔内への溜め込み（嚥下躊躇）・むせが観察されました。

口腔ケアプラン：症例3の口腔ケアプランを下に示します。

| 問題点 | ケア項目 | 誰が | いつ・頻度 | どのように |
|---|---|---|---|---|
| 義歯が汚れている。 | 義歯清掃を指導、介助する。 | 本人および介護者ヘルパー | 毎食後 | 義歯用ブラシを用い、食後に必ず清掃する。 |
| 舌が汚れている。 | 舌の清掃を指導、介助する。 | 本人および介護者ヘルパー | 毎食後 | 舌用ブラシを使用して、舌清掃を行う。 |
| 長時間開口を保持できない。 | 口腔ケア時の開口を補助する。 | 介護者ヘルパー | 毎食後 | 口腔ケアの途中で休憩を入れ、無理させない。必要ならば開口を補助する器具を利用する。 |
| 口腔ケアは自立していると、周囲が思い込んでいる。 | 口腔内や義歯の状況を、介護者に理解させる。 | 歯科医師および歯科衛生士 | | 本人の口腔ケア終了後に、鏡などを見せながら、汚れている部分を確認させ、理解してもらう。 |
| 他者に口腔内や義歯をみせたがらない。 | 本人のプライドに配慮する。 | 口腔ケアにかかわる人間すべて | 訪問時 | 口腔ケア時には、プライベートが確保できる環境を作り、言葉遣いに配慮する。 |
| 食べ物を口に運ぶ際や、口に入れる際に、食べこぼす。 | 食事の見守りおよび必要時に介助する。 | 介護者ヘルパー | 毎食時常時 | 使いやすい食器具を用意する。 |
| 口に入れた後、溜め込んだまま嚥下しないことがある。 | | | | 口に溜めたところに次の一口を押し込まないように、見守りや介助を行う。間接的訓練としてアイスマッサージなどで嚥下反射の賦活化を図る。 |
| むせる。 | | | | むせやすい食品（液体や分離しやすい物など）を避ける。 |

対　応：

認知症の初発の頃から、口腔ケアはもとより他の日常生活における必要な行為は、全て患者自身で行っていました。そのために、周囲は問題に気づくのが遅れ、口腔内環境は予想以上に悪化していました。しかし、患者自身のプライドが高く、妻とのそれまでの関係から考えても、妻による積極的な介入・介助は望めない状況でした。
そこで口腔ケアは、以下の点に配慮して行いました。

① 患者自身は、口腔ケアを自分で行えているというプライドが高かったことから、その意思を尊重し、介入するときの言動に十分配慮するようにしました。
② プライベートが確保できる環境づくりを行い、はじめは本人に口腔ケアを行ってもらい、その後、鏡を見ながら口腔内の状態をチェックするようにしました。妻にも、口腔内の状況を理解してもらうようにしました。
③ 舌や顎の震えのために長時間の開口が困難であったことから、口腔ケアの途中で何回か休憩を入れながら、無理なく行えるようサポートしました。開口器の

使用に関しては、現在までのところ、使用せずに済んでいます。
④ 食事中にむせなどの摂食・嚥下障害の症状が認められたことから、口腔ケア時にも唾液や水分を誤嚥させることのないよう、頸部の姿勢が後屈しないように配慮しました。
⑤ 終了時には患者本人の行った口腔ケアについて、介護者（妻やヘルパー）と一緒に確認するとともに誉め、できなかった部分を介護者が手伝うことを理解してもらうようにしました。

　食事に関しては、現在は自食が可能なため直接的な介助は行わず、食べこぼしやむせ、溜め込みがないよう、食形態の調整や使用食器具、食事姿勢、一口量についてのサポートを行っています。また、溜め込みについては歯科医師の指導のもと、連携している訪問の言語聴覚士により、間接的訓練を行い、機能の賦活化を図っています。

（花形　哲夫、田村　文誉）

**参考文献**
（1）菊谷　武監修：基礎から学ぶ口腔ケア，学習研究社，東京，2007．

## 2．介護予防を示唆した事例

### 1）はじめに
　8020表彰を受けた高齢者が認知症に陥り、口腔の管理が徐々にできなくなっていった事例を紹介し、今後増加していくであろう認知症に罹患した高齢者への対応をどのようにしたらよいのか、読者と共に考えてみたい。

### 2）介護予防を示唆した事例
　事例　　T氏　大正3年生
　（1）軍隊生活は、20〜27歳。
　（2）好き嫌いはなく、規則正しい生活（厳しいくらい規則正しいとのこと）を送る。
　（3）戦後、林業・商社などへ勤務し定年で退職。
　（4）夫婦2人暮らし。生活には困らない程度の収入。
　（5）子供さんは、いない。

　生活習慣その他
　（1）平成6年胃がんが検診で発見され、手術。
　（2）1日5回に分けて食事を摂っている。
　（3）10年位前から、野菜中心の食事をしている。
　（4）野菜は一部、自分で栽培している。
　（5）油物は月1〜2回食べる程度。

　歯科に関する経験
　（1）当院へ受診するまで歯が比較的丈夫だったため、困った時以外、歯科治療を受けていない。
　（2）歯磨き指導は受けていない。
　（3）歯磨きは、自分で本を読んだりして工夫をしていたということである。
　　　　　外側は上下に動かし、内側は掻き出すようにしていた。
　　　　　1日2回、必ず歯磨きを欠かさない。

　歯科受診の契機
　（1）老人手帳に歯科の記載があることが契機となり、歯科受診をするようになった。
　（2）几帳面な性格から、自分自身で歯科手帳を記載して、口腔内を毎日のように観察。歯磨きを励行し、食事・間食を自己管理。

　8020表彰
　　1995年（平成7年）表彰を受ける。

経　過
　　1986年（昭和61年）11月、初診。
　　　その後は半年に一度程度、受診。
　　1994年（平成6年）胃がんの手術を受ける。
　　　歯科受診は続いていたが、次第にもの忘れが出現。
　　　認知症の診断を受ける。
　　　奥様も体調を崩して入院生活となり、T氏は一人暮らしに。
　　　認知症が徐々に進行。あれほど口腔内を観察し、自分で工夫して歯磨きをしていたのにもかかわらず、歯磨きをすることさえ忘れるようになる。
　　　次第に虫歯や歯周疾患が進行し、抜歯しなくてはならない様相に陥る。
　　2004年（平成16年8月）には、上顎前歯部の義歯を作成・装着。
　　　しかし、歯磨きがもう自分自身でできなくなっていたため、介護支援専門員に、義歯の取り外しなどの協力依頼をした。
　　2004年（平成16年12月）に、歯科口腔外科で進行した虫歯を抜歯してもらい、口腔内が不潔にならないように、かつ口腔ケアを十分できるように、治療を受けていただいた。
　　2006年には、さらに認知症が進行し、在宅での生活には限界があると判断され、施設入所となった。
　　　それまで、通院のため遠方の身内に来ていただき、身内が来られない場合には、介護支援専門員に付き添ってもらっていた。

### 3）まとめ

　1986年から2006年までの20年間、T氏を診てきた。頑固なまでに歯磨きをし、口腔内を清潔に保つ努力を続けていたT氏が、認知症を発症し、老いとともにその症状が進行していく様を間近に見ていた。
　その間、筆者も介護支援専門員であり、地元での連携も十分図れるところから、周囲の人、身内、担当の介護支援専門員、ヘルパーなどとともに支えてきたが、なすすべもなく進行し、施設入所になるころには、歯科医院へ来ていることさえ理解が難しくなっていた。しかし、このような状態でさえも、歯がどうなっているのか気にかけていた。

### 4）考　察

　この事例を通し、認知症が進行してしまう前に、介護支援専門員が情報を的確に把握して主治医など関係者と連携を図り、介護予防に取り組んでいたら、進行をある程度抑えることができたのではないかと考えられた。
　しかし、当時はまだ通所関係も整備・充実がなされておらず、また介護予防が始まっていなかったため、残念であったが、今後はかかりつけの医師・歯科医師などが認知症を早期に発見し、介護予防を進めていけば、薬剤の進歩と併せることにより、認知症の進行を遅らせることができるのではないかと期待している。

　　　　　　　　　　　　　　　　　　　　　　　　　　　　　　　　　（鈴木　俊夫）

# 第5章 主な病気を理解する

## 1．カリエスと歯周病

### 1）カリエス（う蝕）

カリエスと歯周病は、口腔内疾患として罹患率が高く歯の喪失原因の大半を占めています。

（1）カリエスとは

　歯は、目で見える歯冠部分とそれに続く歯根部分からできており、歯冠部分は表層からエナメル質、象牙質、歯髄で構成されています（図1）。歯根部分は、表層からセメント質、象牙質、歯髄となっています。カリエスは、硬組織のひとつである歯質（エナメル質、象牙質、セメント質の部分）が脱灰（歯質が溶ける）して起こります。

　脱灰の程度によって、C0：歯の表層であるエナメル質が白濁した状態、C1：エナメル質内に限局したう蝕、C2：象牙質に達した状態、C3：歯髄に達した状態、C4：歯冠が崩壊した状態、に分類されます。

　カリエスの成り立ちは、糖質を含んだ食事の後、10～30分で歯面に付着したプラーク（口腔内の細菌の塊）のpHが低下する（すなわち酸性になる）ことにより歯質のカルシウムが溶け出して起こります（図2）。その後、唾液中のカルシウム、燐酸イオンや、プラーク中の

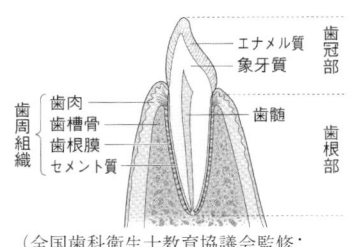

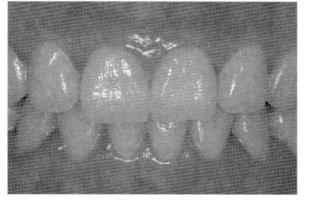

図1　歯および歯周組織
通常目で見える部分は歯冠部である。歯根部は歯を支える歯周支持組織によって覆われている。

（全国歯科衛生士教育協議会監修：最新 歯科衛生士教本「歯周疾患」, p9 医歯薬出版, 2010,）

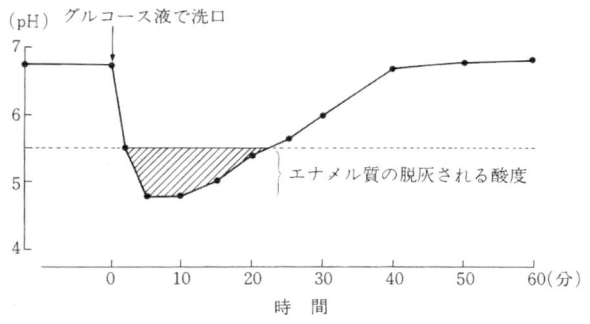

（飯塚喜一, 小西浩二, 森本基編：スタンダード口腔衛生, p48, 学建書院, 1992. 原出典：Setphan, R.M. and Miller, B. F., 1943.）

図2　ステファンカーブ
グルコースなどで洗口後一時的に歯を脱灰させるほどプラークのpHが低下する。

5章 主な病気を理解する

フッ素などの作用などにより脱灰と再石灰化を繰り返しながら進行していきます。歯の表層にでき始めのカリエスでは、進行が遅い場合もあるため、ただちに治療するというわけではなく、プラークコントロールを徹底し、フッ化物の塗布、またはフッ化物による洗口を行い歯質の強化をして経過観察する場合もあります。

一方、乳歯や生えはじめの歯は、石灰化が弱いためカリエスの進行は成人に比べると早く、口腔内に萌出後急速に石灰化が進むことがあります。成人になると歯表層の石灰化は高度となり、脱灰のリスクは減ります。カリエスは、表層から徐々に進行していくタイプと、歯の咬合面（嚙み合わせる面）の"シワ"の部分から下掘れ状に進行し、外側から見ただけでは見つけにくいタイプがありますので注意が必要です。また、歯と歯の間などでもカリエスは進行しやすい傾向にあります。

（2）高齢者のカリエス

現在、カリエスは、口腔衛生観念が発達するにつれ、小児を中心に減少しています。これが高齢者では、実情は異なります。その理由は、高齢になりますと歯周病の発症率が高くなることと関連していると考えられます。歯周病は、中高年では程度の差はあれ、その罹患率は90％ともいわれています。歯周病は、口腔清掃が不十分で、プラークが付着し、そのプラーク中の細菌が原因となり歯肉に感染・炎症を起こすことにより発症します。いったん腫れた歯肉の炎症が消退すると、歯肉辺縁が退縮し、徐々に歯根が露出してきます（p.65の歯周病の項を参照）（図3）。この部位はプラークが堆積しやすく（図4）、その部分にカリエスが生じやすくなります。歯冠部は、エナメル質という石灰化の高い組織で覆われ、プラークによる脱灰作用を受けにくいのに対し、歯根は、石灰化が弱くプラークによる脱灰作用を受けやすいためと考えられています。その他の理由として、高齢者では、唾液の分泌量が少なくなるため唾液による自浄作用が弱くなり、歯と歯肉の境目である歯頸部にプラークや食物残渣が停滞しやすいことがあり、こうした部位にカリエスが発生しやすくなります。また、歯周病が進行し、大臼歯の根分岐部が露出しますと（図5）、その部分は清掃が困難なためカリエスになりやすくなります。

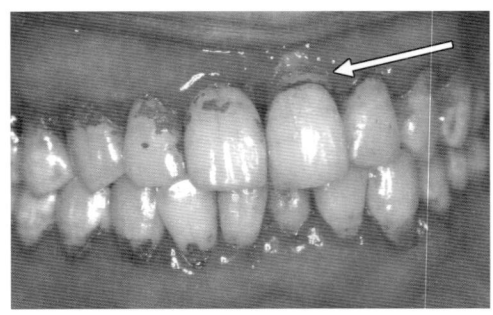

図3　歯肉が退縮し、歯根部が露出している（矢印）。

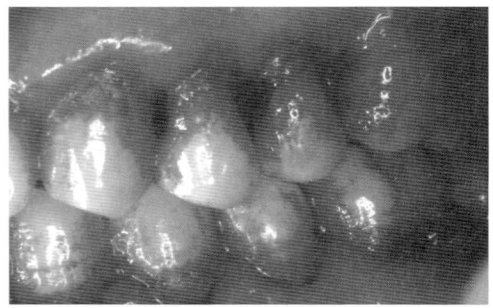

図4　歯頸部は磨き残ししやすく、特に歯頸部の露出した根面にはプラークがたまりやすい。

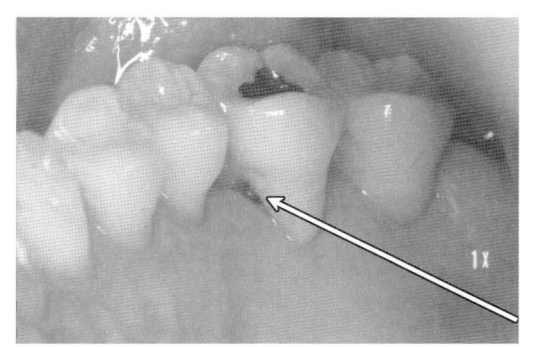

図5 分岐部にみられるカリエス(矢印)

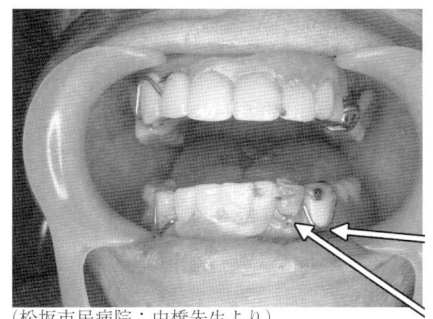

(松坂市民病院；中橋先生より)

図6 寝たきり状態の患者さんの口腔内写真 ブラッシングが不自由なため歯頸部にカリエス(矢印)や歯肉の炎症が認められる。

　特に、認知症、寝たきりの方で歯ブラシが十分使いこなせない場合、歯頸部にプラークや食片が蓄積し、カリエスや歯周病の原因となります(図6)。

## 2) 歯周病
### (1) 歯周組織とは
　歯は、歯周支持組織によって支えられています。この歯周支持組織は、歯槽骨、歯根膜、セメント質、歯肉から成り立っています。直接目で見える部分は歯肉ですが、その内部には、歯根膜、セメント質、歯槽骨があり、歯を支えています。歯槽骨は文字通り、顎の骨と連続した硬組織の一部で歯根膜とよばれる組織で歯と結合しています(図1)。歯根膜は膜といっても膜状の構造物ではなく、その主体は、歯根膜線維(シャーピー線維)とよばれる線維群であり、歯槽骨と歯の根に当たる部分のセメント質(これは歯根の表層にある硬組織です)を強固に結び付けています。線維は軟組織ですので、いわば硬い歯と歯槽骨の間にあるクッションの役目も担っています。目で見える歯肉は、歯槽骨や歯根膜を包んでおり血液を供給したり保護しています。

### (2) 歯周病の自覚症状
　歯周病は、これら歯周支持組織(歯槽骨、歯根膜、セメント質、歯肉)に炎症が起こり、歯周支持組織が破壊される病気です。自覚症状としては、歯肉からの出血、排膿(膿が出る)、歯肉の腫脹(腫れ)、疼痛、歯と歯の間に食片が挟まる、歯が揺れる、歯肉が退縮してくるなどがあります。適切な処置を行わないと、最終的には歯が抜け落ちることになります。

### (3) 歯肉炎と歯周炎
　歯周病は、歯肉に炎症が起こることから始まります。大きくは歯肉炎と歯周炎に大別されます。歯肉炎は、炎症が歯肉に限局して、歯槽骨や歯根膜まで破壊が進んでいない

5章 主な病気を理解する

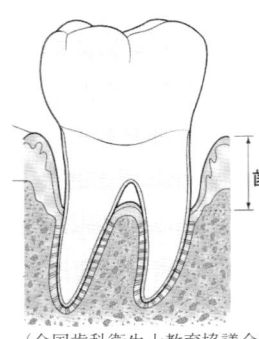

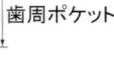

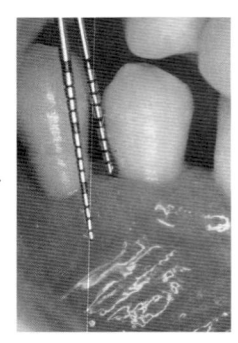

**図7 歯周ポケット**
歯と歯肉の結合が破壊され、隙間ができる。右図はポケット内にプローブを入れ、別の同型のプローブを外側からあてたところ、同部に5mmのポケットが認められる。

(全国歯科衛生士教育協議会監修:
最新 歯科衛生士教本「歯周疾患」, p21
医歯薬出版, 2010,)

状態をいいます。一方、歯周炎は、歯根膜や歯槽骨の破壊を引き起こした状態をいいます。この歯周炎が進行すると、歯に動揺をきたし歯が抜け落ちてしまいます。

(4) 歯周病の主な原因

初期の段階では、歯の表面に付着したプラークという細菌の塊が歯肉に炎症を引き起こし、歯肉が腫れることで、歯と歯肉の間に歯周ポケットとよばれる隙間ができます(図7)。次の段階として、この歯周ポケット内に、主にグラム陰性の嫌気性細菌(酸素を好まない細菌)を中心とした歯周病原細菌が生息し、歯周組織を破壊し歯周病を悪化させます。これらの細菌は、さまざまな炎症を引き起こす物質を産生し、歯周組織を破壊していきます。

また、プラークを付着させやすくする因子として、歯石があります。歯石自体は大きな病因因子にはならないのですが、その表面にプラークが付着しやすいので歯周治療では歯石の除去を積極的に行います。

他に歯周病を悪化させる因子として外傷性咬合があります。外傷性咬合とは、歯ぎしりや嚙み合わせの異常、ストレス時に起きやすい嚙み締めなどにより、歯に過度な力が働いて、歯周病を悪化させる因子のことです。

(5) 歯周病と全身疾患

近年、歯周病と全身疾患の関係が明らかにされつつあります。

糖尿病と喫煙は、歯周病を悪化させる危険因子として強く関与しています。一方で、歯周病が、冠動脈疾患や糖尿病、早産や低体重児出産などに対して影響することも大規模調査により明らかにされています。高齢者では、口腔内を清潔にして、糖尿病や冠動脈疾患などの予防をすることも重要です。

また、ヒトゲノムが解明されてから、歯周病に対する候補遺伝因子がいくつか報告されています。いわゆる歯周病になりやすい遺伝子がいくつか候補にあがっており今後新たな歯周治療や予防法が開発されることと思われます。

(福田　光男)

## 2．口内炎、口角炎

### 1）口内炎

　口内炎とは、口腔粘膜に現れる比較的広範囲の炎症状態の総称です。原因としては局所によるもの（原発性口内炎）、全身的に何らかの疾患がありそのなかのひとつの症状として発生するもの（症候性口内炎）、さらに原因不明なものに大別され、原因不明の口内炎が最も多くなります。また、口腔の特定の部位に限局している場合はその部位の名称をつけて称することもあります（歯肉炎、口唇炎など）。

　局所的な原因としては、食物や歯の接触、咬合習癖あるいは不適切な義歯によって発症します。特に高齢者においては、安定の悪い義歯による潰瘍（褥瘡性潰瘍）や不潔な義歯の長期間装着による炎症（義歯性口内炎）など、歯科領域の問題から発症するものも多くみられます。さらに、高齢者では唾液の分泌が低下して口腔内が乾燥状態であることから、局所的な口内炎が発症しやすい環境にあるといえます。

　症候性としては自己免疫疾患、白血病、鉄欠乏性貧血、再生不良性貧血などの全身疾患に付随して発症し、糖尿病や抗がん剤の使用、栄養状態の悪化も症候性口内炎の誘因となります。

　一般的な口内炎の症状としては口腔粘膜が赤く腫脹し、水などを飲むとしみます。原因によっては潰瘍や水疱を形成し、自発痛や灼熱感、出血を伴うこともあり、症状が進行すると口腔全体が腫脹して発熱も生じます。

　治療として、原発性の場合は局所の問題を除去することが第一選択です。例えば義歯の修理、調整、清掃、歯の咬合調整で改善する口内炎症例も少なくありません。またその際には含嗽剤による口腔内清掃を必ず併用します。一方、症候性では原疾患の治療が最優先です。副腎皮質ホルモン含有軟膏は潰瘍を伴う口内炎やアフタ性口内炎には有効ですが、口腔カンジダ症やウイルス感染症には不適切であり、また原疾患によっては禁忌となる場合もあるので安易な使用は避けるべきです。

　以下に高齢者に比較的に多くみられる特徴的な口内炎を記載します。

#### （1）アフタ性口内炎、再発性アフタ

　アフタとは粘膜に現れる円形の小さくて浅い潰瘍で、唇や頰の内側や、舌の裏に好発します（図1）。表面に白い膜のようなもの（偽膜）があって、縁がやや盛り上がり、周囲が赤く、自発痛、摂食痛を伴います。口腔粘膜に広範囲に多数のアフタを形成するのがアフタ性口内炎で、同じ場所あるいは場所を変えて口腔粘膜に生じるものを再発性アフタとよびます。

　原因としてウイルス感染、自己免疫の異常、食物アレルギーなどの説がありますが現在でも明確にはされていません。またストレスや栄養状態の悪化で誘発されるともいわれています。

　治療としては含嗽剤による口腔内の清掃、副腎皮質ホルモン含有軟膏の塗布が中心ですが、それに加えてバランスのよい食事を規則正しく摂ること、ストレスを避け体調を整えることも重要です。

5章 主な病気を理解する

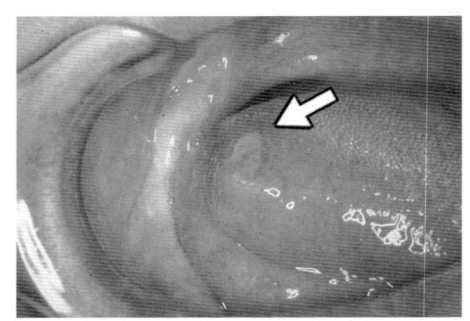

図1　アフタを示す（⇦）

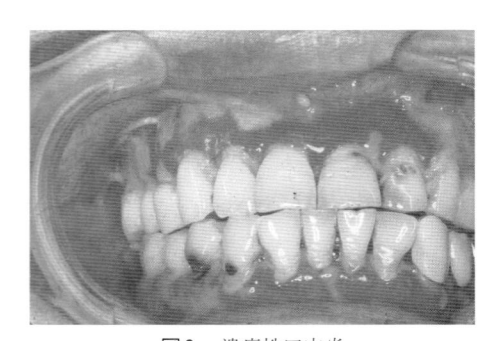

図2　潰瘍性口内炎
歯肉に発赤と潰瘍を認める。

（2）潰瘍性口内炎

　粘膜の発赤と潰瘍、そして表面の白い膜を特徴とする口内炎のひとつで（図2）、強い摂食痛と自発痛、口臭を伴い、所属リンパ節の腫脹や全身倦怠感を訴えることもあります。原因はウイルス・細菌の感染や全身抵抗性の低下（疲労、免疫能の低下）などが考えられています。
　治療としては広範囲スペクトルの抗菌剤の投与とあわせて含嗽剤による口腔内の清掃を行います。また副腎皮質ホルモン含有軟膏の塗布、消炎鎮痛剤や局所麻酔剤のゼリーによる鎮痛処置も有効で、重症では補液などの対処も必要となります。

（3）ベーチェット病

　ベーチェット病は再発性アフタ、外陰部潰瘍、眼症状（虹彩毛様体炎）、皮膚の結節性紅斑の4主症状を特徴とする原因不明の全身性炎症性疾患で、特に口腔粘膜の有痛性の潰瘍は必発です。この潰瘍は7～10日以内に治癒しますが、再発を繰り返します。口内炎がなかなか治らず、発熱や下痢などの消化器症状を伴うときは本疾患を疑います。
　全身的な治療は内科に依頼することになりますが、局所的には副腎皮質ホルモン含有軟膏の塗布が有効です。本患者の口腔内は接触痛があるため不潔になりがちで、それがアフタ性潰瘍をさらに悪化させています。小さめの柔らかい歯ブラシや綿棒を用いた丁寧な口腔内清掃が必要です。また無理な義歯の使用は避け、使用する場合は着脱時の粘膜の損傷に注意し、義歯を清潔に保つことにも配慮しなければなりません。

（4）ヘルペス性口内炎

　疱疹性歯肉口内炎ともよばれ、単純ヘルペスウイルスⅠ型（herpes simplex virus type 1：HSV-1）の感染によって発症します。発熱、食欲不振、倦怠感などの感冒様症状の潜伏期（1週間程度）が終了する頃に、口腔粘膜に潰瘍や小水疱が多発し、水疱はやがて破裂してびらんとなるウイルス性疾患です。このHSV-1は初感染後に三叉神経節に潜伏感染し、熱性疾患、ストレス、外傷や外科手術、免疫能の低下など、種々の誘因によって回帰発症するのが特徴で、再発病巣では口唇や口腔粘膜に小水疱やびらんを形成します（図3、4）。大半が小児期に初感染として発症しますが、近年成人の初感染重症例も増

加しており、今後は高齢者についても注意が必要と思われます。
　治療は、初感染では抗ウイルス薬、抗ウイルス薬含有軟膏を使用しますが、再発病変では対症療法が主となります。高齢者に発症した場合、口腔内の疼痛によって食事摂取困難となるので、疼痛対策と同時に十分な栄養と水分補給が必要です。副腎皮質ホルモン含有軟膏の使用は症状を悪化させる可能性があり、不適切です。

（5）帯状疱疹
　水痘・帯状疱疹ウイルス（varicella-zoster virus：VZV）による感染症で、初感染で水痘を発症させたウイルスは、治癒した後に後根神経節に潜伏します。その後宿主の栄養不良、過労、感冒、免疫能低下時に再活性化して回帰感染して発症します。顔面領域では三叉神経の支配領域に沿って帯状に皮疹が発現し、強い疼痛を訴えます。それと同時に口腔内では小水疱からアフタ性口内炎の症状を呈しますが、水疱の期間は短く、多くは紅斑か易出血性のびらんとして認められます。三叉神経第2枝が侵されると硬口蓋、軟口蓋、上顎歯槽歯肉、上唇粘膜に（図5、6）、第3枝が侵されると舌、頬、下唇粘膜、下顎歯槽歯肉にびらん、潰瘍が形成されます。

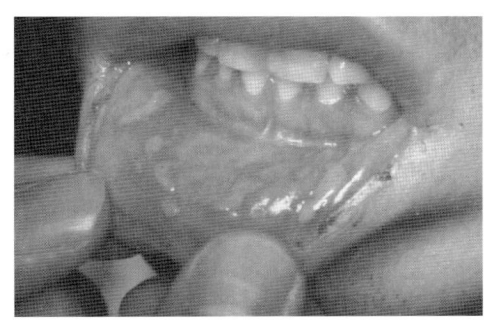

図3　ヘルペス性口内炎（成人）
下唇粘膜にびらん、潰瘍を認める。

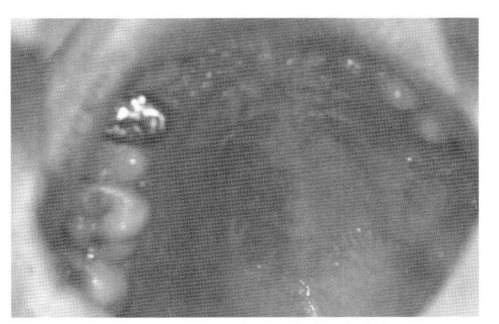

図4　ヘルペス性口内炎（成人）
口蓋にびらん、潰瘍を認める。

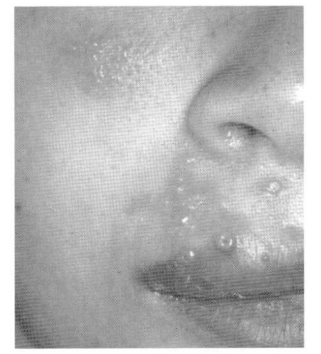

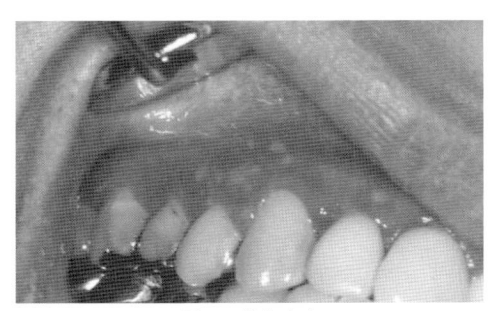

図5　帯状疱疹
右側三叉神経第2枝に沿って水疱形成を認める。

図6　帯状疱疹
右側上顎歯肉に潰瘍形成を認める（三叉神経第2枝）。

治療には抗ウイルス薬、抗ウイルス薬含有軟膏を使用します。高齢者に発症した場合、急性症状が消退した後も残存する帯状疱疹後神経痛（post herpetic neuralgia：PHN）が遷延することが知られており、その間の疼痛対策と同時に栄養と水分補給が重要です。副腎皮質ホルモン含有軟膏は前述のヘルペス性口内炎と同様に症状を悪化させる可能性があり使用を控えるべきです。

## 2）口角炎

口角に生じる黄褐色の痂皮を伴うびらんと周囲の角化を症状とする病変で、ときには亀裂性の潰瘍を形成し、開口時の疼痛や出血で開口制限をきたすこともあります。直接の原因は、口角部の皮膚が唾液に浸軟され、ここに二次的な感染が起こって生じるとされていますが、それを助長する因子としては以下のようなものが考えられます。

（1）局所的因子
　① 歯の咬耗や喪失による上下顎間距離の低下
　　　上下顎間距離が低下することで口角部の皮膚が弛緩して皺が増加します。そこに唾液が停滞し、細菌、真菌感染が生じて炎症を引き起こします。高齢者に発症する口角炎の多くはこれが原因と考えられています。
　② 唾液分泌の過多
　③ 口角をよくなめる習癖
　④ う蝕や歯周病の存在
　⑤ 口腔内不潔

（2）全身的因子
　① ビタミン$B_2$欠乏症
　② 鉄欠乏性貧血
　③ 糖尿病
　④ ステロイドや抗生物質の長期間使用
　⑤ 悪性腫瘍の治療
　⑥ アトピー性皮膚炎
　⑦ 消化器疾患
　⑧ シェーグレン症候群

治療としては全身疾患の治療を優先します。局所療法として常に口角部の唾液による湿潤を防ぎ乾燥させ、あわせて含嗽やイソジンゲルの塗布を併用します。また口唇、口腔内を清潔に保ち、必要以上の開口は控えさせます。歯科的には義歯を調整して咬合（嚙み合わせ）の挙上をはかり、口角の皮膚を伸展することで唾液の貯留を避けることも有用です。

（伊賀　弘起）

## 3. 舌　苔

　舌の表面は「舌乳頭」とよばれる無数の小突起で覆われています。舌乳頭には糸状乳頭、茸状乳頭、有郭乳頭、葉状乳頭がありますが、そのうち舌苔の形成には特に糸状乳頭が関係します。糸状乳頭は細長く(0.3〜3.0mm)、舌の表面全体、とりわけ舌の中央部と後方に絨毯のように密生しており、またその表面は、上皮の角化により白っぽく見えます。舌にはこのように細かいヒダ(小突起)が多数存在しているために、汚れが付きやすいという特徴がありますが、とりわけ糸状乳頭は全身の栄養状態や口腔内の環境の変化に敏感であり、さまざまな要因で急速に増殖、肥厚して食物残渣が付着しやすくなります。舌苔は、舌の表面や糸状乳頭の間に付いた汚れであり、歯の表面に付くプラーク(歯垢)と同じであり、舌苔の大半は、食べ物の残渣物、舌から剥がれ落ちた上皮細胞、口の中の細菌やその細菌の代謝産物によって構成されています。

　古来より東洋医学では舌の観察は「舌診」として重要視されてきました。これは舌の状態や口腔内の細菌叢が個人の口腔および全身状態の影響を強く受けているためです。健康成人の舌の細菌叢は、レンサ球菌属をはじめとする通性嫌気性菌が優位です(表1)。ただし、これらの細菌叢は、宿主の要因(口腔内の清掃状況、唾液性状や分泌量、食習慣、喫煙の有無、歯周病の有無、全身疾患や服薬薬剤、口腔内のpHなど)により変化します。

表1　健康成人における舌の常在微生物叢の構成

| 細菌種 | 検出頻度(%) |
|---|---|
| 通性嫌気性グラム陽性球菌 | 44.8 |
| 　レンサ球菌属 | 38.3 |
| 　　*S. mutans* | |
| 　　*S. sanguis* | |
| 　　*S. mitis* | |
| 　　*S. salivarius* | |
| 　　*S. milleri* | |
| 　ブドウ球菌属 | 6.5 |
| 通性嫌気性グラム陰性球菌 | 3.4 |
| 通性嫌気性グラム陽性桿菌 | 13.0 |
| 通性嫌気性グラム陰性桿菌 | 3.2 |
| 偏性嫌気性グラム陽性球菌 | 4.2 |
| 偏性嫌気性グラム陰性球菌 | 16.0 |
| 偏性嫌気性グラム陽性桿菌 | 8.2 |
| 偏性嫌気性グラム陰性桿菌 | 8.2 |
| 　フゾバクテリウム属 | 0.7 |
| 　黒色集落形成菌 | 0.2 |
| 　黒色集落非形成性プレボテラ属 | 5.1 |
| 　カンピロバクター属 | 2.2 |
| 口腔スピロヘータ | |

図1　白苔　　　　　　　　　　　　　　　図2　黄苔

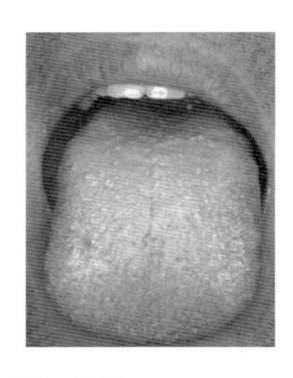

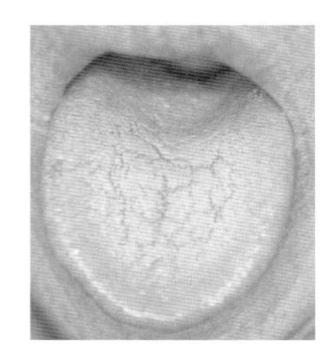

1）舌苔の種類

白　苔：薄い白苔は生理的範囲内の舌苔です。しかし、健常人でも疲労が蓄積して抵抗力が落ちたときや、発熱性疾患の際には厚みの増した白苔となり、細菌叢を構成する菌種や菌数が増加します（図1）。

黄　苔：感染性の発熱性疾患や慢性胃炎や消化機能低下といった消化器系疾患を有する場合に、粘着性の厚みのある黄色い舌苔が多くみられることがあります。また、喫煙やコーヒーの多飲により薄い黄色から褐色の舌苔がみられることがあります（図2）。

黒　苔：白苔や黄苔を呈する病態が悪化した際にしばしば認められる黒色の舌苔。糸状乳頭が異常に伸張した間隙に堆積した細菌や壊死した上皮細胞が$H_2S$を生じ、ヘモグロビンと結合して$FeS_2$となった結果黒色を呈するとされています。その他、長期間抗生物質を服用することにより、口腔内に菌交代現象が生じ、黒色色素を産生する菌種が増加する「黒毛舌」があります。

光剝苔：厳密な意味での舌苔ではなく、内臓疾患が悪化したり慢性化した場合や、栄養状態が悪くなると糸状乳頭自体が萎縮消失し、舌苔がなくなり鏡面状を呈します。鉄欠乏性貧血、悪性貧血や、口呼吸や唾液分泌の低下によりドライマウスの状態が慢性化している場合にも同様の状態になることがあります。この場合、原疾患の治療や栄養状態の改善、口腔内の保湿の必要があります。

2）対　応

　舌苔は上記のように宿主の状態により絶えず変化していますが、体調が悪いとき、不規則な生活をしているとき、アルコール摂取が多いとき、甘味飲料の飲みすぎ、口呼吸や唾液分泌量の低下で口腔内が乾燥しているときは舌苔が付着しやすい状態になっているといえます。舌苔が口腔内細菌から構成されていることから、とりわけ認知症高齢者の場合は誤嚥性肺炎や口臭の原因となることを認識し、舌苔のケアを行う必要があります。対応としては、原因が明らかな場合はその除去や改善を図りつつ、含嗽や舌ブラシを用いた口腔ケア（口腔ケアの詳細は別項参照）にて舌苔の除去を行います。また、認知高齢者は唾液分泌量の低下や口呼吸による口腔乾燥を伴っていることが多いので、口腔内の保湿を意識し、舌苔付着の予防に努める必要があります。

（西口　浩明）

## 4．歯肉出血（歯周病以外によるもの）

　歯周病以外の歯肉出血の原因には、口内炎、外傷、腫瘍、血液疾患などがあります。それぞれについて以下に簡潔に説明します。

### １）口内炎による出血
　最も一般的な口内炎であるアフタ性口内炎では出血が生じることありません。しかし口腔内清掃不良や全身状態の悪化に伴いアフタが拡大したり感染を伴ったりすると粘膜のびらん面より出血が生じます。また、発赤と同時に網目状の白斑を伴う扁平苔癬（図１）という原因不明の特殊な口内炎があり、炎症が強い場合には出血が生じます。ウイルス性疾患である帯状疱疹（図２）による口内炎でも出血が生じることがあります。この場合は、強い痛みがあること、片側性で粘膜に発赤と水疱が認められることなどが特徴です。

### ２）外傷による出血
　高齢者の外傷による歯肉出血としては、義歯による歯肉の褥創、う蝕や歯冠破折などによる歯の鋭縁による粘膜損傷、転倒による粘膜・骨の損傷などがあります。

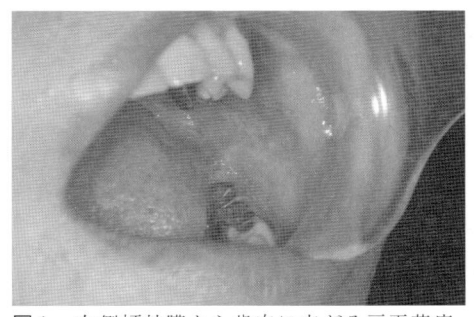

図１　左側頬粘膜から歯肉に広がる扁平苔癬。粘膜の発赤と白斑が混在している。炎症の強い後方の歯肉部から軽度の出血が認められた。

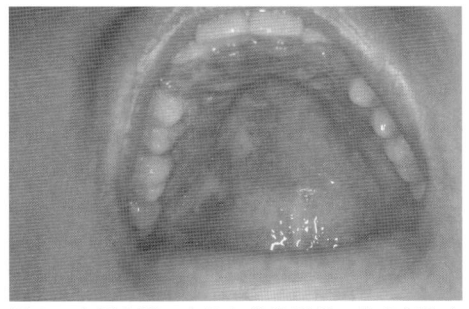

図２　右側上顎に生じた帯状疱疹。炎症が強く広範なびらんが認められる。

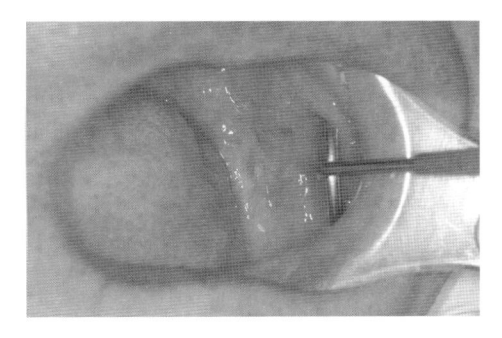

図３　左側下顎歯肉に認められた義歯による褥創性潰瘍

義歯による褥創(図3)からの出血では出血部位が義歯辺縁と一致していることが多く、義歯使用時に出血部位に痛みが生じます。歯による粘膜の損傷では出血部位に鋭利な歯が食い込むので診断は比較的容易です。転倒、殴打による外傷では、歯肉裂傷のみであれば出血は軽度です。歯の脱臼が生じると動揺している歯の歯ぐきから持続性の出血が生じます。さらに歯槽骨骨折(図4)や顎骨骨折が生じると骨折部断端からの出血により皮下または粘膜下に血腫が形成されるため、出血部に腫脹とともに粘膜が暗紫色になったり皮膚が黄色や紫色になったりするなどの変色も生じます。同時に、骨折線上の粘膜や皮膚に強い圧痛が認められます。また、骨折線付近の歯肉裂傷部や歯ぐきから高度の出血が生じる場合もあります。

### 3) 腫瘍からの出血

腫瘍そのものが出血の原因となることは稀で、ほとんどは表面の損傷、炎症の併発、腫瘍増大による潰瘍形成などがきっかけとなり出血が生じます。がん、血管腫、エプーリスなどが代表的な腫瘍です。

がんからの出血はがんがある程度大きくなり潰瘍が形成され物理的な刺激が加わることにより生じます(図5)。当初出血は少量で止血も容易ですが、がんの増大に伴い太い血管が破壊されると大出血が生じて止血困難になることもあります。また、全身状態が悪化すれば出血傾向が出現して止血しにくくなります。

血管腫は暗紫色をした血管のコブのような組織の良性腫瘍です。したがって、誤って噛んだり刺したりすると小さな傷でも多量に出血する場合があります。エプーリスとは、歯ぐきに発生する類円形の腫瘤です。いくつかの種類がありますが、歯周病がきっかけで生じる肉芽腫性エプーリス(図6)は軽度の機械的刺激でも容易に出血します。

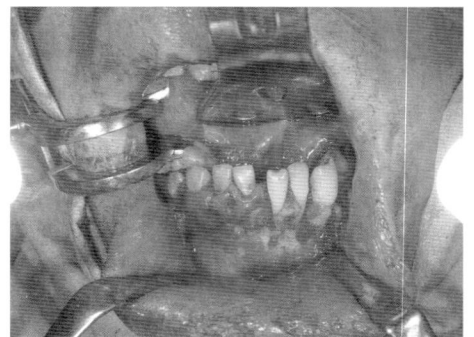

図4 下顎前歯部の歯槽骨骨折。歯肉裂傷と骨折部からの出血が認められる。

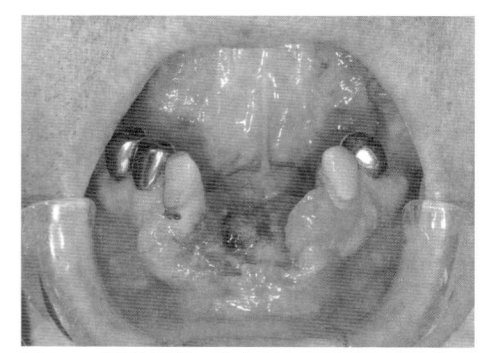

図5 下顎前歯部の歯肉がん。潰瘍の中央部に出血斑が認められる。

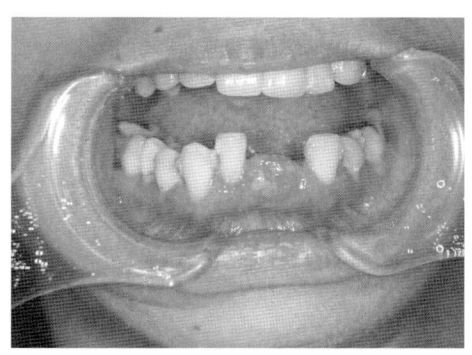

図6 下顎前歯部の肉芽腫性エプーリス。軽度の刺激で容易に出血する。

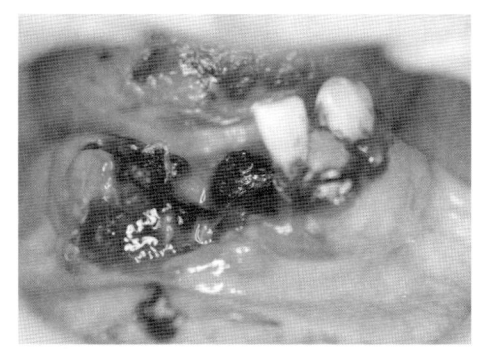

図7 白血病患者の下顎歯肉部の潰瘍および出血

### 4）血液疾患

　白血病、血小板減少性紫斑病、血友病など出血傾向を伴う血液疾患は歯肉出血などの口腔内出血がきっかけとなり発見されることが稀ではありません。ごくわずかの刺激で出血が生じ、しかも容易に止血しないことが特徴です。血小板減少性紫斑病では口腔内のみならず全身の皮膚に多数の出血斑が生じます。白血病では歯肉出血に加え、歯肉腫脹、潰瘍形成、口臭などが生じ、一見重症の口内炎のようにみえることもあります（図7）。血友病では歯肉出血に加え外傷時の止血困難な出血が認められます。

　以上、歯肉出血の原因は多数あり、診断が困難なことも少なくありません。止血の基本は圧迫であり、適切な大きさのガーゼを出血部にあてて嚙む、頬や舌あるいは手指でしっかり圧迫することが基本です。しかし、特に外傷や腫瘍による出血は専門的な治療が必要ですし、重篤な疾患が出血の原因になっていることもあります。したがって、なかなか止血しない場合や他の疾患も疑われる場合には早めに専門医（特に口腔外科を専門とする歯科医）を受診することをお勧めします。

　口腔出血は少量の出血でも唾液に混じることにより相当に出血したように感じること、会話や摂食が障害されることなどからかなり精神的に不安定になる場合もあります。また、胃にはいった血液は嘔吐の原因にもなるので注意深い経過観察が必要です。

（飯野　光喜）

## 5．口腔乾燥症

　口腔乾燥症は口の中の水分が減り、粘膜や舌の表面が乾燥している状態を指します。口腔は消化管の入り口なので、常に水分で潤っている状態が正常です。口の中を潤している唾液は、粘膜に広く分布している小唾液腺と、左右1対ずつある大唾液腺（耳下腺、舌下腺、顎下腺）から分泌されます。

　口が乾くことは病気ではありません。口腔乾燥は緊張しているときや、運動後に汗をかいて体の水分が減っているときにも起きます。これは正常な反応です。朝、起床したときに口が乾くのも、就寝中の汗や、口を開けたまま寝ていることが原因であることが多いです。また、数日間、口腔乾燥が持続しても心配ありません。一般的に病的な口腔乾燥とは、安静にしていても、数カ月、あるいは数年間、ずっと口腔乾燥が続いている状態のことをいいます。

### 1）原　因

　病的な口腔乾燥の原因はさまざまなものがありますが、代表的なものは、薬の副作用[注1]、高脂血症[注2]、シェーグレン症候群[注3]、口腔がんの放射線治療[注4]などがあげられます。唾液は、神経からの命令が血管に作用し、血管から水分が唾液腺に補給され、唾液腺の細胞内で作られます。したがって、神経系、血管系、唾液腺組織のいずれに障害が生じても、唾液は正常に分泌されません。また、食事を制限したり、流動食が続くと、唾液が分泌されず、唾液腺細胞自身の機能が低下し、口腔乾燥症になる場合があります。よく加齢により口腔乾燥症が起きるといわれていますが、これは間違いです。本当の原因は歳のせいではなく、前述の原因が隠れているのです。

### 2）症　状

　口腔乾燥症になるとさまざまな症状が出てきます（図1、2）。
　①虫歯が多くなる、②舌や口唇がひび割れて痛い、③しゃべりづらい、④水分がないと食べられない、⑤飲み込みにくい、⑥味の濃いものが食べられない、⑦味がわからない、⑧口の粘膜が荒れやすい、⑨夜、何度も目が覚める、⑩カンジダ症[注5]にかかりやすいなど、快適な日常生活を営む上で大きな障害となります。場合によっては不眠症やストレスでうつ症状が発現することもあります。

### 3）治　療

　治療法は、口腔乾燥症の原因となる疾患により多少異なってきます。そのため、専門の病院を受診し、原因となる疾患を診断するところから始まります。特に注意が必要な疾患はシェーグレン症候群です。リウマチと同じ自己免疫疾患なので口腔乾燥症だけでなく全身管理が必要となります。シェーグレン症候群による唾液腺の組織破壊は数年から数十年

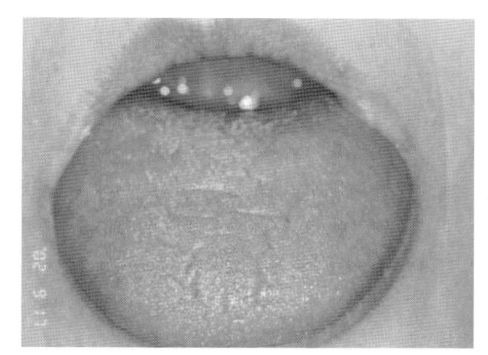

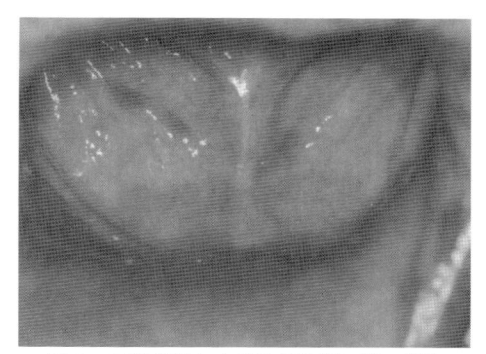

図1　舌のひび割れ　　　　　　図2　口腔乾燥による唾液腺開口部の萎縮

かけて無症状に進行し、最終的にほとんどの組織がなくなる場合もあります。残念ながら、シェーグレン症候群に対する根本的な治療法はまだ確立されておらず、免疫抑制剤やステロイド剤による病態進行のコントロール、塩酸セビメリンなどの唾液分泌促進剤による口腔乾燥症の緩和が治療の中心となっています。

　放射線治療による口腔乾燥症に関しても、根本的な治療は困難で、症状のみを緩和するための治療が中心になります。ただ、放射線治療後は組織が傷付きやすく、口内炎や難治性の潰瘍、放射線性骨髄炎などの重篤な障害が生じる場合があるので、専門医の指導のもとで口腔乾燥症の治療を行うことが理想的です。

　その他の原因に関しても、必ず医師あるいは歯科医師の指導のもと、治療を進めていくべきです。口腔乾燥症を緩和する一般的な方法としては、保湿ジェルや人工唾液などがあります。ガムを噛んだり、マスクによる保湿、水筒やペットボトルを持ち歩く、加湿器を利用することなど、絶えず口腔内を潤すことに気を付けることが大切です。口腔内を清潔に保つために洗口剤の使用も有効ですが、市販されている洗口剤の中には刺激の強いものもあるので注意が必要です。

　最後に、口腔乾燥の症状の多くは、口の中が長期間乾いたため生じたものです。口の中を潤せば直ちに症状が改善するものは少ないと理解してください。すぐに症状が改善しなくても、根気よく治療に取り組むことが重要です。放置しておくと症状はさらに悪化します。また、周りの人たちの理解や協力も治療を継続あるいは成功させる大きな要因であることをご理解ください。

注1）　血圧を下げる薬や抗うつ剤、利尿剤など、多くの薬が口腔乾燥の原因となります。これらの薬は、薬自身に唾液の分泌を抑制する効果があり、飲み続けている間は口腔乾燥感が持続します。
注2）　高脂血症は血中のコレステロールや中性脂肪が多い状態のことで、長い間、高脂血症が続くと口腔乾燥症や唾液腺の腫脹が生じます。
注3）　シェーグレン症候群はリウマチとよく似た病気で、自分自身の免疫を担当する細胞が唾液

## 5章 主な病気を理解する

腺や涙腺を壊して、その結果、唾液や涙が減少する病気です。

注4） 口腔がんを放射線で治療した場合、がん細胞だけでなく、唾液腺組織も放射線の照射範囲に入ることがあります。唾液腺に照射される放射線が非常に多い場合、唾液腺組織が壊れ、口腔乾燥症になります。

注5） カンジダ症とはカンジダという菌により口腔粘膜にびらんや潰瘍が形成される感染症のことです。通常、カンジダは体表や消化管に生息するもので、何の影響も与えません。口腔乾燥症により唾液の量が減ると、唾液の持つ殺菌作用が低下し、カンジダ症が発現する場合があります。

（泉　雅浩）

## 6．顎関節の疾患

### 1）顎関節の構造

　顎関節は下顎が動くための関節であり、外耳道の前方に位置しています。下顎骨の上後方に位置する下顎頭と側頭骨の凹み（下顎窩）によって構成され、両者の間（関節腔）には関節円板が存在し、これらは関節包で被包されています（図１）。下顎は左右の顎関節を支点とし、下顎骨に付着する複数の閉口筋と開口筋により動くことができます。開口運動の初期には下顎頭は蝶番の軸に相当しますが、大開口時には下顎窩の中を前方に滑走します。

### 2）顎関節症

　顎関節症は下顎を動かしたときの関節痛や筋痛、開口障害、顎関節の雑音などの症状を呈しますが、顎関節部には腫脹や自発痛などの急性炎症症状はほとんどなく、通常、慢性的に経過し顎運動の機能障害を主体とする疾患です。

#### （1）原　因

　さまざまな要因が複合して発症すると考えられていますが、主なものとしては咬合すなわち噛み合わせの異常、過度の開口や歯ぎしり、打撲などによる過剰な力学的負荷などがあります。さらに精神的緊張や心理的ストレスが誘因となって、咀嚼筋の緊張や顎運動の異常習癖が関与することもあります。20歳前後の女性に好発するとされていますが、高齢者でも稀ではありません。特に高齢者の顎関節症は歯周疾患の進行に伴う歯の移動（傾斜など）、不適切な歯の治療そして喪失による著しい咬合の変化が発症の背景にあり、難治性のものも多くみられます。

#### （2）診断と病型

　診断の具体的方法は、開口量の測定、顎関節の触診、運動痛や圧痛部位の診査などです。また、原因の推測のために咬合状態や歯ぎしりなどの習癖の有無も確認します。

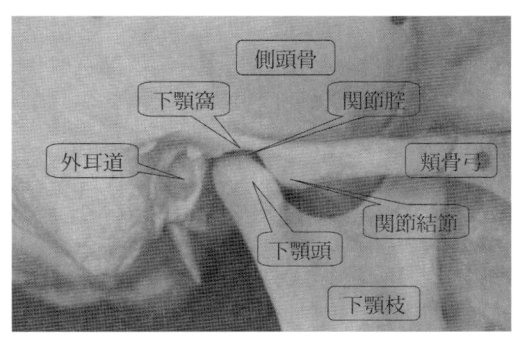

図１　顎関節の構造
顎関節を構成する骨組織（頭蓋骨模型使用）

開口量が上下の中切歯間で二横指相当(約35mm)以下ならば、開口しづらいことを患者自身が認識しているでしょう。また、顎関節部の雑音、クリック、ひっかかりを触診すれば関節円板の異常が推測されます。疼痛部位の確認は解剖学的要素の判別に必要です。顎関節症の主症状は前述しましたが、主な病変の部位により下記のように分類(日本顎関節学会案準拠)されています。

① 筋の圧痛、運動痛のなどの咀嚼筋の障害を主とするもの(顎関節症Ⅰ型)。
② 関節包、円板、靱帯の慢性外傷性病変を主とするもの(顎関節症Ⅱ型)。
③ 関節円板の転位による病態(顎関節症Ⅲ型)。円板の位置が復位するものと復位をしないものに区別され、後者は円板の転位のためひっかかりによる開口障害を呈します。なおこの症型が最も多いといわれています。
④ 関節の変形性病変を主徴とするもの(顎関節症Ⅳ型)、変形性顎関節炎とほぼ同意とされています。
⑤ その他のもの。心身医学的要因のものもここに含まれます。

(3) 治　療

　保存的療法として薬物療法、スプリント療法、理学療法があり、侵襲を伴うものとしては関節腔内洗浄療法、関節鏡視下手術、関節手術があります。ただし、実際の日常診療の主体は保存的療法です。薬物療法は解熱性鎮痛薬や中枢性筋弛緩薬(筋緊張改善薬)などが用いられ、対症療法ではありますが自覚症状の改善により健常な機能回復に有用なことも多いです。スプリント療法とはレジン(樹脂)などで製作した床副子を歯列に装着し異常な咬合を遮断し咬合の安定をはかり、顎関節への負荷を適正化することにあります。いくつかの種類の装置がありますが、代表は咬合挙上副子といわれるものです。

　意思の疎通がはかれる一般の患者では、自覚症状および他覚症状より顎関節症の診断は比較的容易ではありますが、意思の疎通がはかれない認知症患者においては、症状の評価が困難ゆえ顎関節症の発見、診断が難しいと予想されます。日常の観察において、例えば食事時に大きな開口ができないような仕草があるとか、顎を動かすときにこめかみなどに痛みがあるような表情がみられたならば、顎関節症が疑われます。しかし、認知症患者における開口障害はむしろ重篤な疾患、すなわち破傷風感染や転倒などによる介達性下顎頭頸部骨折、あるいはリウマチ性関節炎との関連性などと鑑別することを念頭に入れておかなければなりません。顎関節症と確定診断ができたならば、治療は本質的には認知症患者においても同等となります。しかし、実際には協力の得られない患者では治療効果も評価困難であり、ましてやスプリント療法や侵襲の伴う治療は受け入れられないでしょう。それゆえ、薬物療法で適宜対応せざるを得ないと思われます。

3) 顎関節脱臼

　顎関節を構成している組織の形態変化あるいは機能低下により、過大な顎運動の制御ができなくなり、下顎頭と下顎窩の位置関係が正常な状態から逸脱したものです。

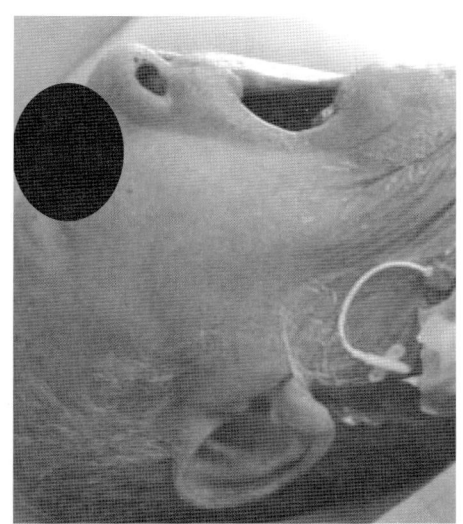

**図2　顎関節脱臼の状態**
寝たきりの患者にみられた顎関節前方脱臼。この状態のまま自力では閉口できない。
なお、この写真では仰臥位による皮膚のたるみのためはっきりしないが、下顎頭の前方転位が触知できる。

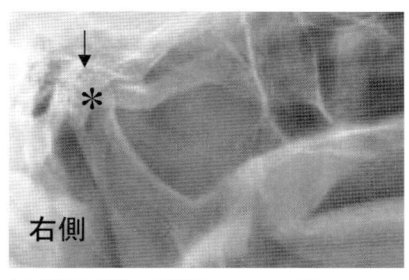

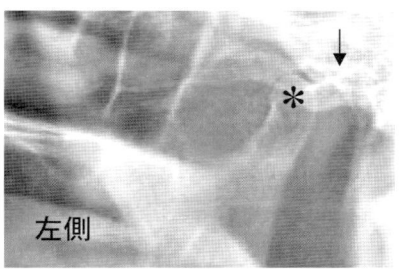

**図3　顎関節脱臼のX線写真**
70歳、女性のオルソパントモ写真の顎関節部。矢印が下顎窩を示す。右側は下顎窩内に下顎頭（＊）が存在するが、左側は逸脱している。片側性顎関節脱臼であることがわかる。

（1）診断と分類

　脱臼方向により前方、後方、あるいは脱臼からの経過時間から新鮮、陳旧性に分類されます。また、臨床上は片側性、両側性に区別します。片側性の脱臼では下顎は健側（非脱臼側）に偏位しますが、両側性では開口した状態のまま、歯を噛み合わせることができず、咀嚼や発語、嚥下が困難となります。また関節部には疼痛や緊張感を自覚します。顎関節脱臼のほとんどを占める前方脱臼では顔貌は下顎前突様となり面長を呈し（図2）、脱臼した顎関節部すなわち外耳道の前方部は陥凹し、その前方には移動した下顎頭による膨らみを触知できます。判別が難しい場合にはX線写真で確定します（図3）。

①顎関節前方脱臼

　通常、顎関節脱臼といえば前方脱臼です。欠伸、嘔吐あるいは医療行為などによる過度の開口などにより生じますが、下顎頭が前方に過度に移動し、関節結節を超えた状態で復位すなわち閉口できなくなります。認知症患者では大きな欠伸をした際に起きやすくなります。

②習慣性顎関節脱臼

　関節包や靱帯の弛緩、関節結節の平坦化などにより、普段の開口においてさえ脱臼をきたす状態をいいます。整復は容易なことが多く、自己整復さえ可能なこともあります。認知症者では脱臼再発を防ぐための自己抑制ができないので、陳旧性に移行する危険性があります。

*5章 主な病気を理解する*

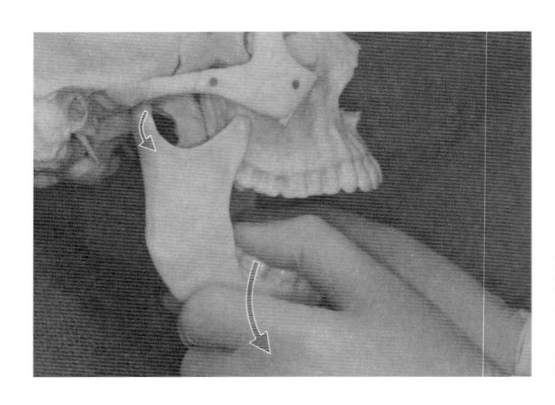

図4 顎関節脱臼の徒手整復術(Hippocrates法)
大臼歯部を下方に力を加えることにより(矢印下)、下顎頭が関節結節の下に出る(矢印上)。新鮮例では、付着している筋肉により下顎頭は自然に急に戻る。その際、指を噛まれないように注意する。

③陳旧性顎関節脱臼

　脱臼した状態で数週間以上放置されると陳旧性顎関節脱臼となり、関節の器質的変化により徒手整復はほとんど不可能となります。何らかの理由により、長期間、脱臼状態に自他ともに気がつかなく放置されたためですが、軽度の認知症でも起こりえます。特に総義歯の使用者では、義歯自体が口腔内で動くため脱臼による咬合の変化が見過ごされやすく、あるいは無歯顎ゆえ、顎関節脱臼による顔貌の変化が分かりづらいこともあります。従来から使用している義歯が装着しても噛み合わない場合、嚥下が困難な様子がみられたり発語が不明瞭となったならば顎関節脱臼を疑うべきです。この状態が続くと誤嚥性肺炎を引き起こす恐れが高くなるので、脱臼が疑われる場合には速やかな対処が必要です。

（2）治　療

　新鮮例では通常徒手整復により復位可能で、代表的方法はHippocrates法です(図4)。まず、患者を椅子などにかけさせるか仰臥位にして頭部を安定させます。次に術者は前方から両側拇指を口腔内に入れ、口腔外の他の手指で下顎骨体部を把持します。そして、やや前歯部を上方に、臼歯部を下方に回転させるように力を加えます。新鮮例ならば、下顎頭が関節結節を越えたところで筋の収縮により自然に復位します。Borchers法は術者が患者の後方に立ち、頭部をかかえるように固定し行う方法ですが、力を加える方向は同様です。速やかに復位できれば一瞬のことですが、何回も試みると疼痛のため患者が力むようになるため、ますます困難になります。そのような場合には局所麻酔あるいはまれに全身麻酔下に筋弛緩を必要とする場合があります。

　整復後には再発防止のためのチンキャップを装着し開口制限を行います。なお、習慣性顎関節脱臼では運動制限により再脱臼の防止を試みますが、認知症者では協力が得られないため完全な防止は困難でしょう。観血的方法として頬粘膜に切開を加え拘縮にて開口制限させる口腔粘膜短縮術や、下顎の運動を制限するように関節結節を高くする方法が報告されています。陳旧例でもまずは徒手整復を試みますが、時間の経過とともに多くの場合、整復は不可能です。そのため、全身麻酔下に観血的整復術を施行することになり、再脱臼を防ぐため術後の開口制限も重要となります。

（宇佐美雄司）

# 7．口腔前がん病変について

　高齢者の口の中にはいろいろな粘膜の病気が生じますが、いわゆるがん（悪性腫瘍）と悪性になる可能性のある病変（前がん病変：ぜんがんびょうへん）は特に注意が必要です。
　前がん病変とは「形態学的に正常に比べがんが発生しやすい状態に変化した組織」とWHOでは定義されています。
　具体的には　1）白板症（はくばんしょう）　2）紅斑症（こうはんしょう）といった病気があげられます。

## 1）白板症

　WHOによれば「臨床的ならびに組織学的に他のいかなる疾患にも分類されない白斑または白板」と定義されています。
　臨床的には、頬粘膜、舌、顎堤粘膜などにみられる白斑ですが、平坦なものからときに軽度、高度に隆起を伴う場合もあります。白斑を擦過しても剥がれることはありません。ピリピリする、刺激性食品がしみるといった自覚症状を伴うこともあれば、まったく自覚症状を伴わない場合もあります（図1～3）。
　診断は、臨床的に似た疾患との鑑別（扁平苔癬、カンジダ、扁平上皮がんなど）のため、実際に組織を切り取って病理検査をする「生検」が必要です。
　発生頻度は日本では2.4％で、男性と女性では男性のほうが女性より1.5～3倍発生しやすく、その中でも高齢者、50～70歳台に好発するといわれています。
　実際にがん化する確率は4.4～17.5％と報告されていますが、特にイボ状のものや潰瘍や凸凹がある場合に口腔がんに進展する確率が高いといわれています。
　原因として考えられているものとしては、局所的には口の中への刺激、タバコやアルコール飲料、刺激性食品　不適合な入れ歯、う蝕など、全身的には貧血、ビタミンA、B複合体の欠乏、低アルブミン血症、高脂血症、糖尿病などがあげられています。
　治療は外科的切除がもっともよく選択されますが、他にもレーザーにて蒸散する方法、ビタミンAの投与などの薬物療法があります。

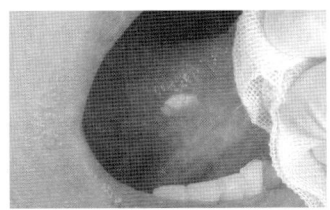

図1　50歳女性：
右舌側に発症した白板症

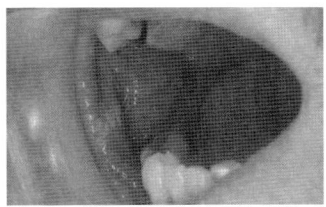

図2　58才男性：
右口唇から頬粘膜にいたる白板症

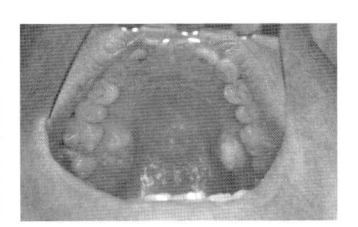

図3　55歳男性：
上顎骨隆起に発症した白板症

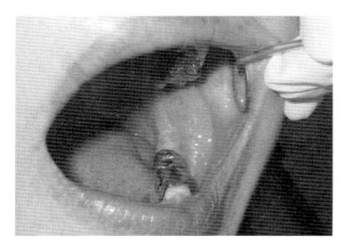

図4　48歳女性：左頬粘膜に発症したレース状の扁平苔癬

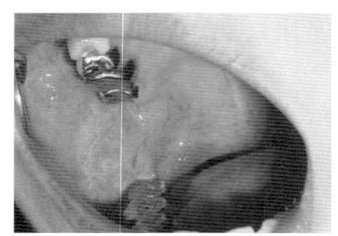

図5　図4の右側頬粘膜

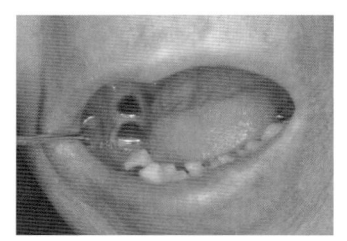

図6　52歳男性：右下臼歯部の銀歯周囲にできた発赤を伴う扁平苔癬

## 2）紅板症

　紅板症も白板症と同様に、他のいかなる病変とも臨床的、病理学的に関連性がみられないものと定義されています。

　臨床的には、均一に紅くビロード状にみえる粘膜の変化ですが、隆起を伴うものや白斑を伴うものもあります。発生頻度は白板症と比べるとはるかに少なく稀ですが、悪性化の頻度は25～75％と非常に高く特に注意が必要です。

　診断は、口内炎、外傷性血管腫などとの鑑別が必要ですので、生検が必要です。

　治療は、外科的切除をするのが一般的ですが、がん化の確率が高い病気なので厳重かつ長期間の経過観察が必要です。

## 3）扁平苔癬

　扁平苔癬は前がん病変（特に白板症）との区別が必要ですので、概要を説明します。

　臨床的にはレース状の白線または白斑と紅斑などが混ざった状態で、慢性的な炎症性疾患です。年齢的には40歳台以上の女性に多く、食事などの接触痛を訴えることがあります。病変は頬粘膜などによく発生しますが、左右対称に発生する傾向があります。診断は、やはり切り取って細胞を見る生検が確実です（図4～6）。

　治療は副腎皮質ホルモン剤（口内炎用の軟膏）、うがい薬、ビタミン剤が有効な場合がありますが、機械的刺激（歯がとがっている、歯の金属冠）を除去することが必要な場合もあります。

　他にも口腔内前がん病変はカンジダ（P. 86参照）などとの鑑別が必要なので、口腔ケアのとき口の中をよく観察すること、口の中を清掃しても落ちない白い部分や紅い部分がある場合は歯科医の診察を受けて診断してもらうことが大切です。

（今井　努）

### 参考文献
(1) 宮崎　正，松矢篤三，白砂兼光：口腔外科学（第2版），医歯薬出版，東京，2000．
(2) 佐々木次郎，天笠光雄，束理十三雄，椎木一雄：歯科におけるくすりの使い方，2007-2010，デンタルダイヤモンド，東京，2007．
(3) 道　健一：医療従事者のためのカラーアトラス，口腔外科疾患，永末書店，京都，2005．

## 8．口腔がん

　口の中にできるがんを口腔がんとよびます。もっとも多いのが舌がん（図1）で口腔がんのおよそ60％ですが、歯肉、口腔底（舌の下のやわらかいところ）、頬粘膜、口蓋（うわあご）（図2）、口唇などにも、がんが発生します。全てのがんに対する口腔がんの割合は、日本では約2％にすぎませんが、インドでは全てのがんの約30％を占め、地域、風俗、習慣によって、その発生頻度は大きく異なります。口腔粘膜は重層扁平上皮という組織でできているため、口腔がんの多くは、扁平上皮がんという種類のものです。

　口腔がんの初期症状として、痛みや出血がみられることもありますが、多くはしこりが触れるだけで自覚症状はわずかです。口腔が他の臓器と異なり、直接見たり、触ったりできるにもかかわらず、がんが進行した状態で発見されることが多い理由のひとつに、初期においては自覚症状が少ないことがあげられます。がんが大きくなると、会話や食事がしにくくなったり、口が開きづらくなったりします。またリンパ節に転移し、あごの下や首のリンパ節がはれてくることがあります。さらに進行すると全身に転移し、死に至ります。他部位のがんと同様に、がんが比較的小さくリンパ節転移のない初期の状態であれば、予後はおおむね良好ですが、進行がんでは悪くなります。したがって早期発見が重要となります。

　がんが疑われた場合には組織の一部を採取して病理組織診断が行われ、確定診断されます。がんと診断されるとさまざまな画像検査が行われ、がんの進展度や転移の有無が調べられ、治療計画が立てられます。早期がんでは、多くの場合、手術による治療が行われます。進行がんでは手術に加えて、放射線治療や化学療法が併用されます。手術により生じる欠損が大きい場合には体の別の部位より、皮膚・筋肉・骨を移植します。

（林　康司）

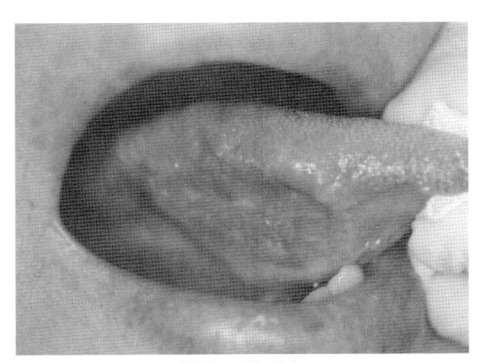

図1　舌がん

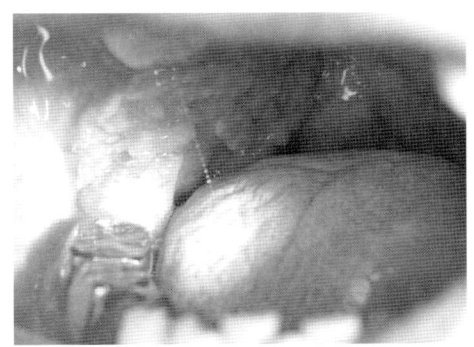

図2　上顎がん

## 9. 口腔カンジダ症

### 1) 口腔カンジダ症

　口腔カンジダ症とは真菌属である *Candida albicans* による口腔粘膜感染症です。*Candida albicans* は病原性の低い口腔常在菌であり、健康な人が口腔カンジダ症に罹患することはほとんどありません。口腔カンジダ症の主な発生誘因としては、さまざまな疾患や加齢による全身的な抵抗力の低下、抗生物質の投与による口腔内の菌交代現象、口腔乾燥症や清掃不良による口腔内環境の悪化などがあげられます。口腔カンジダ症が発症すると、口腔粘膜、舌、口唇などに通常複数の白苔を形成します（図１）。この白苔は易剥離性で清拭等により容易に剥離します。白苔剥離後の粘膜はときにびらんを形成し、接触痛や出血を伴うことがあります。また、慢性化し白苔が肥厚したものは肥厚性カンジダ症といわれます[1]。さらに粘膜の萎縮を引き起こし萎縮性カンジダ症とよばれる症状を呈することもあります[1]。

### 2) 認知症高齢者と口腔カンジダ症

　認知症患者は一般的に認識力の低下や手先の不自由を伴うため、口腔清掃が不良となります。また、高齢者では唾液腺の加齢性変化により唾液分泌量が低下していることが多いため、唾液による口腔内の自浄作用も低下しています。したがって良好な口腔内環境を維持するためには適切な口腔ケアが必要となります。口腔ケアでは歯や口腔粘膜の清掃のみではなく義歯清掃管理も重要です。清掃不良な義歯を使用している認知症患者においては、高頻度に *Candida albicans* が検出されることが報告されています[2]。したがって就寝時の清掃不良な義歯の装着は、より口腔カンジダ症を発生させることとなります。

　認知症高齢者や寝たきりの場合では咀嚼力や嚥下機能が低下していることが多く、誤嚥の危険性が高まります。口腔カンジダ症患者が誤嚥を起こした場合には、カンジタ菌も同時に誤嚥してしまうため、肺カンジダ症を発症することがあります。すなわち、上記のように高頻度にカンジダが検出されるような口腔清掃状態が不良の場合では、誤嚥による細菌性の肺炎とともにカンジダ菌の増殖による肺炎を引き起こす可能性があります。肺カンジダ症は肺炎のほか肺膿瘍や胸膜炎などを生じることもあり[3]、患者のQOLを著しく低下させます。

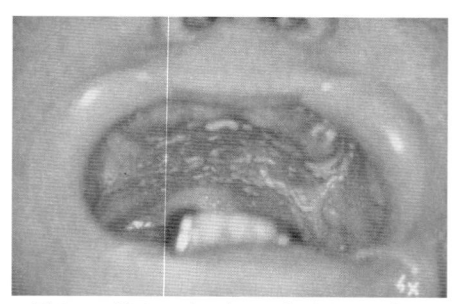

図１　口腔カンジタ症により発生した白苔

## 3）治療法

　認知症患者における口腔カンジダ症の治療は、一般的に口腔ケアと抗真菌剤の使用が主となります。口腔ケアは介護者にその必要性を説明し、口腔内の清拭や保湿などを実践することが重要となります。抗真菌剤にはナイスタチンやアンホテリシンBなどの塗布や同製剤の含嗽薬、経口・注射薬などがあります。通常は局所療法である外用薬や含嗽薬の使用で改善を認めますが、難治性の場合には注射薬が有効です[4]。また、このような難治性の口腔カンジダ症に対しては主治医と連携し、口腔カンジダ症の誘因となっている疾患に使用されている抗生剤やステロイドなどの薬剤を減量、もしくは中止をしたりすることも必要になることがあります。

## 4）まとめ

　認知症高齢者における口腔カンジダ症は、患者のQOLを低下させます。口腔カンジダ症の防止のためには口腔ケアが有効となります。発症した際は口腔ケアに加え医師または歯科医師と連携し、抗真菌剤の投与や口腔カンジダ症の誘因となる薬剤の減量や中止などの治療が必要となります。

（宇佐見一公、水野　裕和）

### 引用文献
1) 佐藤　廣他編；道　健一監修：口腔顎顔面疾患カラーアトラス，46，永末書店，京都，2000.
2) 日本歯科医師会監修；静岡県歯科医師会編：ＥＢＭに基づいた口腔ケアのために，84-85，医歯薬出版，東京，2002.
3) 吉利　和編：最新内科学体系（61），呼吸器疾患，153-174，中山書店，東京，1994.
4) 宮崎　正，松矢篤三，白砂兼光：口腔外科学(第2版)，170，医歯薬出版，東京，2000.

# 第6章　口腔ケアと日本口腔ケア学会

1）口腔ケアは全身の健康と深いかかわりがあります

　口腔疾患は体の臓器にも影響します。高齢者の肺炎による死亡が知られていますが、この中には口腔細菌が知らぬまに肺に吸引されて起こる、いわゆる誤嚥性肺炎があります。口腔ケアの実施により肺炎罹患率を低下させることにより、死亡率にも影響を与えています。また口腔細菌と内膜炎、腎炎との関連性、さらに口腔内、特に唾液中には免疫グロブリンや非免疫性の抗菌物質、抗ウイルス物質、ホルモン様物質、サイトカイン類が存在しています。最近唾液中に存在する Secretory Leukocyte Protease Inhibitor (SLPI) はエイズウイルスの活性を強く抑えることで注目を集めています。

　咬合不全も体の各部位にいろいろな影響を与えており、噛み合わせの悪い状態や顎関節の異常が、頭痛や肩こりなどの不定愁訴の原因になることはよく知られています。また、噛みしめがないと、上肢の筋力や筋活動量の増大がみられないこと、歯の喪失がアルツハイマー型痴呆の危険因子といわれているなど、口腔ケアの重要性は学会でも証明されています。

2）全身疾患の症状が口腔にみられることがあります

　全身疾患は口腔に影響を与えており、患者診察で口腔内を観察することは、口腔の情報から全身疾患を診断する上で重要です。たとえば口腔カンジダの有無は免疫力を示す指標のひとつと考えられており、エイズ感染者の末期には、口腔にカンジダ症が出てきます。また、口腔乾燥がみられた場合は、その背後の発熱、下痢、糖尿病、薬の副作用などを疑わなければなりません。

　口臭からも全身の状態が推測できます。肝疾患患者では肝性口臭（腐った卵とニンニク臭が混ざったような臭い）、糖尿病患者や飢餓状態ではアセトンと低級脂肪酸に基づく甘酸っぱい果実臭、尿毒症や腎不全ではアンモニアまたは尿臭がします。糖尿病患者は健康者に比べ、歯石沈着、歯周炎、歯周病の有病率が高く、歯の喪失も早期に起こります。

　脳血管障害による、舌筋、口唇筋などの麻痺は古くから知られており、コンピューター断層撮影(CT)がない時代は、舌、口蓋垂、口唇のゆがみから脳内の障害部位を判定しました。これらの麻痺は発声や嚥下に影響するので、発声訓練や摂食・嚥下訓練も口腔ケアでは重要です。

　最近、骨粗鬆症と歯科疾患との関係が論議されています。骨粗鬆症は顎骨や歯槽骨の骨量や梁状突起を減少させ、歯の喪失を促し、歯周病を悪化させるという報告があります。認知症の口腔ケアにおいても骨粗鬆症について留意が必要です。

3）ケアとは

　口腔ケアのケアという言葉は英語のCareからきており、世話をする、保護をする、一時的に預かるという意味です。日本語でケアを意味する言葉はありませんが、看護および介護を主とした意味と考えることができます。具体的には健康増進、疾病予防、リハビリテーションであり、若干の診断や簡単な治療を含めることが多いです。ケアにとよく似た言葉にキュアがありますが、治療を意味し、患者を対象にして、特に病んだ臓器の治療を目標にすることが多いようです。しかし、ケアは患者および健康人の人間全体を対象にクオリティ・オブ・ライフ（QOL）の向上を目標としたものです。

4）口腔ケアとは

　口腔ケアという名称がまだあまり使われていない時代には、「口腔の保清」が中心で各種機能の維持回復までが口腔ケアで可能であるとの認識が、医療の現場で深く浸透してませんでした。最近になり医療の高度化、国民の高齢化に伴い誤嚥性肺炎の予防、口内炎や口腔乾燥などの改善が強く求められ、さらに喫食（美味しく食べられる）できる口腔の機能の回復などを期待して、口腔のケアが注目されてきました。

　現在では、急性期疾患をはじめ、療養型病院、介護保険施設、在宅などでかかわる職種も医師、歯科医師、看護職、歯科衛生士、言語聴覚士、管理栄養士、介護職、ボランティアなど、多肢にわたっています。

　平成17年7月には、介護の現場からの強い要望により厚生労働省は口腔ケアの実施を、無資格者にも門戸を開放しましたが、口腔ケア教育システムが整備されない現状では、十分に「できている」とはいえず、しかも、正確な知識を持ちあわせないままで実施すると、偶発事故などを生じてしまう可能性もあり、口腔ケアの質の担保や向上が望まれます。

　さらに、平成18（2006）年4月から、介護保険制度が大きく改定され予防給付と介護給付に分かれ、通所系サービス（デイケア・サービス）では、加算として、運動器の機能向上、栄養改善、口腔機能の向上が導入されました。口腔ケアは、口腔機能向上、および、栄養改善（栄養ケア・マネジメント）に、位置付けられているので、半数近くの施設で、多くの人たちが口腔機能向上のサービスを受けることができるようになりました。

　同時に、医療保険制度における診療報酬の改定で、摂食嚥下訓練が大幅に緩和され、かなり多くの人達がその恩恵を受けることができるようになりました。

　このように全国各地で多くの人達が、多くの機会に、多くの場で他職種の人達に口腔ケアを受けることができるようになったことは、大きな福音でしょう。

5）口腔ケア認定制度

　　目的

　　　口腔ケアの知識、技術の普及、質の向上を通じて国民の福祉のために貢献することを目的とする。

①認定は各職別に実施する。おのおのの認識、能力の程度により5級から1級ならび口腔ケア指導者とする。ただし、一般の方でも5級の受験は可能とする。
②認定においては公平、平等を期すため学会単独でなく、特定非営利活動法人日本医学歯学情報機構に委託して、学会より適正数の試験委員を出し、同法人の委員と共に審査に加わる。
③認定受験者は、日本口腔ケア学会会員とする。
④日本口腔ケア学会においては、学術委員会が認定の細則作成ならびに実施を担当する。
⑤各等級における認定の目安

5級：口腔ケアに関する初歩的な用語、手技の知識があることを試験において認定する(筆記試験)。

4級：口腔ケアの疾患別、症状別の一般知識を有する者を認定する(筆記試験)。

3級：日本口腔ケア学会会員歴3年以上、ならび口腔ケアについての実施症例30例以上の報告書を受験資格として、おのおのの職域において所属する部門の口腔ケアリーダーとしてふさわしい知識を有する者を認定する。試験内容にはおのおのの職能における口腔ケア実施範囲についての知識を含む(書類審査、筆記試験)。

2級：日本口腔ケア学会会員歴5年以上として、同学会発表、論文おのおのを有することを受験資格とする。3級の資格を有しない場合のみ50例の実施症例の報告書を提出する。口腔ケア分野における一般的知識の他に最新の知見ならび口腔ケアに関連した医学、歯科医学、看護学、法令など幅広い知識を有する者、各施設において職域を越えた管理者としての能力を有する者(書類審査、筆記試験、口頭試問)。

1級：日本口腔ケア学会会員歴10年以上、同学会ならび関連での学会発表5回以上、論文5編以上でかつ2級合格者を受験資格とする(ただし、2008年3月30日までは2級合格を受験資格条件より免除する)。口腔ケア学会の発展に寄与したと認められる業績と今後この分野の発展への貢献を行いうる優れた人物を認定する(書類審査、口頭試問)。

口腔ケア指導者：2級以上の合格者で口腔ケア指導の実績を有する者(ただし、2008年3月30日までは口腔ケア学会(含研究会)15年以上で学会が適格として認めた者)を受験資格とする。各職域における口腔ケア指導者として適正と認める者を認定する(書類審査、口頭試問)。

口腔ケア認定を行うことは、認知症患者の口腔ケアを行う前にまず基本を身につけるという意味で非常に重要です。

6）日本口腔ケア学会に対しての問い合わせ

■ 会員となるためには
1．入会申込書をFAX、郵送、インターネットにより日本口腔ケア学会へ送付します。
2．入会金2,000円と年会費3,000円（計5,000円）が下記の振替講座に入金確認後、会員として登録されます。
※年度は4月1日から翌年3月31日です。

振込先：郵便振替口座　００８１０－５－６１１４９
　　　　加入者名「日本口腔ケア学会」

● FAX、郵送でお申し込みの方
入会申込書を送付下さい。
http://www.oralcare-jp.org/about/apply_doc.html

日本口腔ケア学会事務局　TEL / FAX：052-763-7844
〒464-0055　名古屋市千種区姫池通3－7－101

● インターネットでお申し込みの方
インターネット入会申し込みフォームのページより、必須事項を入力し送信して下さい。
http://www.oralcare-jp.org/about/apply.html

（夏目　長門）

参考資料

# 参考資料

## 都道府県・指定都市老人福祉施設協議会（部会・連盟）一覧

平成19年04月01日 現在

| ブロック | | 協議会名 | 住　所 | ＴＥＬ | ＦＡＸ |
|---|---|---|---|---|---|
| 北海道 | 北 海 道 | 社会福祉法人北海道社会福祉協議会<br>北海道老人福祉施設協議会 | 〒060-0002 北海道札幌市中央区北二条西7丁目1 北海道立市社会福祉総合センター3階 | 011-241-3766 | 011-280-3162 |
| 東北 | 青 森 県 | 社団法人青森県老人福祉協会 | 〒030-0822 青森県青森市中央3-20-30 青森県民福祉プラザ3階 | 017-731-3755 | 017-731-3756 |
| | 岩 手 県 | 社会福祉法人岩手県社会福祉協議会<br>岩手県社協高齢者福祉協議会 | 〒020-0831 岩手県盛岡市三本柳8-1-3 ふれあいランド岩手内 | 019-637-4403 | 019-637-4255 |
| | 宮 城 県 | 宮城県老人福祉施設協議会 | 〒981-8523 宮城県仙台市青葉区国見1-19-1 東北福祉大学ステーションキャンパス3F | 022-393-8555 | 022-393-8558 |
| | 仙 台 市 | 社会福祉法人仙台市社会福祉協議会<br>仙台市老人福祉施設協議会 | 〒980-0022 宮城県仙台市青葉区五橋2-12-2 | 022-223-2142 | 022-263-0267 |
| | 秋 田 県 | 社会福祉法人秋田県社会福祉協議会<br>秋田県老人福祉施設協議会 | 〒010-0922 秋田県秋田市旭北栄町1-5 秋田県社会福祉会館内 | 018-864-2715 | 018-864-2702 |
| | 山 形 県 | 山形県老人福祉施設協議会 | 〒990-0021 山形県山形市小白川町 2-3-31 山形県総合社会福祉センター内 | 023-623-2650 | 023-616-5570 |
| | 福 島 県 | 社会福祉法人福島県社会福祉協議会<br>福島県社協老人福祉施設協議会 | 〒960-8141 福島県福島市渡利字七社宮111 福島県総合社会福祉センター内 | 024-523-1253 | 024-524-3618 |
| 関東 | 茨 城 県 | 茨城県老人福祉施設協議会 | 〒310-0851 茨城県水戸市千波町1918 茨城県総合福祉会館内 | 029-241-8529 | 029-241-4456 |
| | 栃 木 県 | 社会福祉法人栃木県社会福祉協議会<br>栃木県老人福祉施設協議会 | 〒320-8508 栃木県宇都宮市若草1丁目10番6号 栃木県社会福祉協議会内 | 028-622-0051 | 028-643-5338 |
| | 群 馬 県 | 社会福祉法人群馬県社会福祉協議会<br>群馬県老人福祉施設協議会 | 〒371-8525 群馬県前橋市新前橋町13-12 群馬県社会福祉総合センター4階 | 027-255-6034 | 027-255-6173 |
| | 埼 玉 県 | 社会福祉法人埼玉県社会福祉協議会<br>埼玉県老人福祉施設協議会 | 〒330-8529 埼玉県さいたま市浦和区針ケ谷4-2-65 彩の国すこやかプラザ内 | 048-822-1191 | 048-822-3078 |
| | 千 葉 県 | 社団法人千葉県高齢者福祉施設協会 | 〒260-0026 千葉県千葉市中央区千葉港4-3 千葉県社会福祉センター4階 | 043-244-6021 | 043-244-6022 |

# 参考資料

| ブロック | 協議会名 | 住　所 | TEL | FAX |
|---|---|---|---|---|
| 関東 | 千 葉 市 | 千葉市老人福祉施設協議会 | 〒260-0844 千葉県千葉市中央区千葉寺町1208-2 千葉市ハーモニープラザ | 043-209-8760 | 043-209-8761 |
| | 東 京 都 | 社会福祉法人東京都社会福祉協議会<br>高齢者施設福祉部会 | 〒162-8953 東京都新宿区神楽河岸1-1 セントラルプラザ内 | 03-3268-7172 | 03-3268-0635 |
| | 神奈川県 | 社会福祉法人神奈川県社会福祉協議会<br>施設部会老人福祉施設協議会 | 〒221-0844 神奈川県横浜市神奈川区沢渡4-2 神奈川県社会福祉会館内 | 045-311-1424 | 045-312-6302 |
| | 神奈川県 | 一般社団法人神奈川県高齢者福祉施設協議会 | 〒221-0844 神奈川県横浜市神奈川区沢渡4-2 神奈川県社会福祉会館内 | 045-311-8745 | 045-311-8512 |
| | 横 浜 市 | 社会福祉法人横浜市社会福祉協議会<br>高齢福祉部会 | 〒231-8482 神奈川県横浜市中区桜木町1-1 横浜市健康福祉総合センター内 | 045-201-2219 | 045-201-1661 |
| | 川 崎 市 | 社会福祉法人川崎市社会福祉協議会<br>施設部会老人福祉施設協議会 | 〒211-0053 神奈川県川崎市中原区上小田中6-22-5 川崎市総合福祉センター6F | 044-739-8717 | 044-739-8737 |
| | 新 潟 県 | 社団法人新潟県老人福祉施設協議会 | 〒950-0994 新潟県新潟市中央区上所2-2-2 新潟ユニゾンプラザ2階 | 025-281-5534 | 025-281-5535 |
| | 山 梨 県 | 山梨県老人福祉施設協議会 | 〒400-0005 山梨県甲府市北新1-2-12 山梨県福祉プラザ4階 | 055-254-8689 | 055-254-8734 |
| | 長 野 県 | 長野県老人福祉施設事業連盟 | 〒380-0928 長野県長野市若里7-1-7 長野県社会福祉総合センター内 | 026-225-0181 | 026-225-0182 |
| | 長 野 県 | 特定非営利活動法人長野県高齢者福祉協会 | 〒380-0836 長野県長野市南長野南県町1001-3 ロワール丸ビル4階 | 026-228-5005 | 026-228-5045 |
| | 静 岡 県 | 静岡県老人福祉施設協議会 | 〒420-0856 静岡県静岡市葵区駿府町1-70 静岡県総合社会福祉会館内 | 054-653-2311 | 054-653-2312 |
| 東海・北陸 | 富 山 県 | 富山県老人福祉施設協議会 | 〒930-0094 富山県富山市安住町5-21 富山県総合福祉会館内 | 076-431-6723 | 076-432-6064 |
| | 石 川 県 | 社会福祉法人石川県社会福祉協議会<br>石川県老人福祉施設協議会 | 〒920-8557 石川県金沢市本多町3-1-10 石川県社会福祉会館内 | 076-224-1211 | 076-208-5760 |
| | 福 井 県 | 福井県老人福祉施設協議会 | 〒910-0026 福井県福井市光陽2-3-22 福井県社会福祉センター | 0776-29-0688 | 0776-29-0687 |
| | 岐 阜 県 | 社会福祉法人岐阜県社会福祉協議会<br>岐阜県老人福祉施設協議会 | 〒500-8385 岐阜県岐阜市下奈良2-2-1 岐阜県福祉会館内 | 058-273-1111 | 058-275-4888 |
| | 愛 知 県 | 愛知県老人福祉施設協議会 | 〒480-1131 愛知県長久手町大字長湫字根嶽29-1 | 0561-61-0294 | 0561-61-0299 |
| | 名古屋市 | 名古屋市老人福祉施設協議会 | 〒455-0066 愛知県名古屋市港区寛政町6-10 特別養護老人ホーム港寿楽苑内 | 052-381-4122 | 052-381-0145 |

参考資料

| ブロック | | 協議会名 | 住　所 | ＴＥＬ | ＦＡＸ |
|---|---|---|---|---|---|
| 東海北陸 | 三重県 | 三重県老人福祉施設協会 | 〒514-0003 三重県津市桜橋2-131 三重県社会福祉会館内 | 059-221-2240 | 059-221-2241 |
| 近畿 | 滋賀県 | 滋賀県老人福祉施設協議会 | 〒525-0072 滋賀県草津市笠山7-8-138 滋賀県社会福祉協議会 | 077-567-3925 | 077-567-3928 |
| | 京都府 | 京都府老人福祉施設協議会 | 〒602-8143 京都府京都市上京区猪熊通り丸太町下る仲ノ町519 | 075-802-4642 | 075-802-4699 |
| | 京都市 | 京都市老人福祉施設協議会 | 〒600-8127 京都府京都市下京区西木屋町通上ノ口上る梅湊町83-1（河原町五条下る東側） | 075-354-8743 | 075-343-6270 |
| | 大阪府 | 社会福祉法人大阪府社会福祉協議会　大阪府社会福祉協議会老人施設部会 | 〒542-0065 大阪府大阪市中央区中寺1-1-54 大阪社会福祉指導センター内 | 06-6762-9001 | 06-6768-2426 |
| | 大阪市 | 大阪市老人福祉施設連盟 | 〒543-0021 大阪府大阪市天王寺区東高津町12-10 大阪市立社会福祉センター3階　311号 | 06-6765-3611 | 06-6765-3612 |
| | 兵庫県 | 社団法人兵庫県老人福祉事業協会 | 〒651-0062 兵庫県神戸市中央区坂口通2-1-18 兵庫県福祉センター内 | 078-291-6822 | 078-291-6811 |
| | 神戸市 | 神戸市老人福祉施設連盟 | 〒650-0016 兵庫県神戸市中央区橘通3-4-1 神戸市立総合福祉センター2階 | 078-351-6402 | 078-351-6403 |
| | 奈良県 | 社会福祉法人奈良県社会福祉協議会　奈良県老人福祉施設協議会 | 〒634-0061 奈良県橿原市大久保町320-11 奈良県社会福祉総合センター内 | 0744-29-0100 | 0744-29-0108 |
| | 和歌山県 | 和歌山県老人福祉施設協議会 | 〒640-8319 和歌山県和歌山市手平2-1-2 県民交流プラザ和歌山ビッグ愛-7階 | 073-435-5227 | 073-435-5228 |
| 中国 | 鳥取県 | 社会福祉法人鳥取県社会福祉協議会　鳥取県老人福祉施設協議会 | 〒689-0201 鳥取県鳥取市伏野1729-5 鳥取県立福祉人材研修センター内 | 0857-59-6344 | 0857-59-6345 |
| | 島根県 | 島根県老人福祉施設協議会 | 〒690-0011 島根県松江市東津田町1741-3 いきいきプラザ島根県内 | 0852-21-4926 | 0852-32-5979 |
| | 岡山県 | 社会福祉法人岡山県社会福祉協議会　岡山県老人福祉施設協議会 | 〒700-0807 岡山県岡山市南方2丁目13-1 岡山県総合福祉・ボランティア・NPO会館（きらめきプラザ）内 | 086-226-3529 | 086-226-3557 |
| | 広島県 | 広島県老人福祉施設連盟 | 〒732-0816 広島県広島市南区比治山本町12-2 広島県社会福祉会館内 | 082-254-3416 | 082-256-2228 |
| | 広島県 | 社団法人広島市老人福祉施設連盟 | 〒730-0052 広島県広島市中区千田町1-9-43 広島市社会福祉センター内 | 082-248-4546 | 082-248-4856 |

## 参考資料

| ブロック | | 協議会名 | 住所 | TEL | FAX |
|---|---|---|---|---|---|
| 中国 | 山口県 | 社会福祉法人山口県社会福祉協議会<br>山口県老人福祉施設協議会 | 〒753-0072 山口県山口市大手町9-6 ゆ〜あいプラザ | 083-924-2799 | 083-924-2798 |
| 四国 | 徳島県 | 社会福祉法人徳島県社会福祉協議会<br>徳島県老人福祉施設協議会 | 〒770-0943 徳島県徳島市中昭和町1-2 徳島県立総合福祉センター内 | 088-654-4461 | 088-654-9250 |
| | 香川県 | 社会福祉法人香川県社会福祉協議会<br>香川県老人福祉施設協議会 | 〒760-0017 香川県高松市番町1-10-35 香川県社会福祉総合センター内 | 087-861-5611 | 087-861-2664 |
| | 愛媛県 | 社会福祉法人愛媛県社会福祉協議会<br>愛媛県老人福祉施設協議会 | 〒790-0855 愛媛県松山市持田町3-8-15 愛媛県総合社会福祉会館内 | 089-921-8566 | 089-921-3398 |
| | 高知県 | 社会福祉法人高知県社会福祉協議会<br>高知県老人福祉施設協議会 | 〒780-8567 高知県高知市朝倉戊375-1 高知県立ふくし交流プラザ内 | 088-844-4600 | 088-844-3852 |
| 九州 | 福岡県 | 社会福祉法人福岡県社会福祉協議会<br>福岡県老人福祉施設協議会 | 〒816-0804 福岡県春日市原町3-1-7 福岡県総合福祉センター(クローバープラザ)内 | 092-584-3377 | 092-584-3369 |
| | 北九州市 | 社団法人 北九州高齢者福祉事業協会 | 〒804-0067 福岡県北九州市戸畑区汐井町1-6 ウェルとばた8F | 093-873-5001 | 093-873-5002 |
| | 佐賀県 | 社会福祉法人佐賀県社会福祉協議会<br>佐賀県老人福祉施設協議会 | 〒840-0021 佐賀県佐賀市鬼丸町7-18 佐賀県社会福祉会館内 | 0952-23-4248 | 0952-28-4950 |
| | 長崎県 | 社会福祉法人長崎県社会福祉協議会<br>長崎県老人福祉施設協議会 | 〒852-8555 長崎県長崎市茂里町3-24 長崎県総合福祉センター内 | 095-846-8600 | 095-845-1181 |
| | 熊本県 | 社会福祉法人熊本県社会福祉協議会<br>熊本県老人福祉施設協議会 | 〒860-0842 熊本県熊本市南千反畑町3-7 熊本県総合福祉センター内 | 096-324-5462 | 096-355-5440 |
| | 大分県 | 社会福祉法人大分県社会福祉協議会<br>大分県老人福祉施設協議会 | 〒870-0907 大分県大分市大津町2-1-41 大分県総合社会福祉会館内 | 097-558-0300 | 097-558-6001 |
| | 宮崎県 | 社会福祉法人宮崎県社会福祉協議会<br>宮崎県老人福祉サービス協議会 | 〒880-8515 宮崎県宮崎市原町2-22 宮崎県総合福祉センター内 | 0985-22-3145 | 0985-27-9003 |
| | 鹿児島県 | 鹿児島県社協老人福祉施設協議会 | 〒890-8517 鹿児島県鹿児島市鴨池新町1-7 鹿児島県社会福祉センター内 | 099-256-6789 | 099-250-9358 |
| | 沖縄県 | 社会福祉法人沖縄県社会福祉協議会<br>沖縄県老人福祉サービス協議会 | 〒903-8603 沖縄県那覇市首里石嶺町4-373-1 沖縄県総合福祉センター西棟4階 | 098-887-2000 | 098-887-2024 |

参考資料

## 地域包括支援センター

　行政にかわって、在宅介護に関するあらゆる相談にのってくれる機関です。介護相談から、公的福祉サービスを利用するための連絡や調整まで、介護に関する相談にのってくれる最も身近な相談窓口です。お気軽にご相談ください。

◎介護に関することなら何でもOK
　　介護の仕方がわからない
　　介護に疲れた
　　看護や介助の手助けがほしい
　　入浴や食事のサービスを受けたい
　　昼間（または夜間）だけ世話をしてほしい
　　介護用品を貸してほしい
　　介護保険について教えてほしい　など

◎在宅で受けられる主なサービス

| | |
|---|---|
| 訪問介護 | ホームヘルパーがご自宅を訪問して、お年寄りの食事や排泄の介助、調理や洗濯など身の回りの世話をしてくれます。 |
| 訪問入浴介護 | ご自宅を訪問し、浴槽を提供して入浴のお世話をします。 |
| 訪問看護 | 主治医の指示のもと、訪問看護ステーションの保健師・看護師などが寝たきりのお年寄りを訪問して看護サービスを行います。 |
| 短期入所生活介護（ショートステイ） | 家族の都合で、一時的に家庭で介護が行えない場合に老人短期入所施設などで短期間世話をしてくれます。 |
| 通所介護（デイサービス） | 日帰りの介護施設などで、入浴・食事の提供や身の回りのお世話をします。 |
| 訪問リハビリテーション | ご自宅を訪問し、理学療法や作業療法など、必要なリハビリテーションを行います。 |

```
地域包括支援センターに相談するには…
市区町村の福祉相談窓口にお問い合わせください。
```

## 介護支え合い相談（厚生労働省助成事業）

　国際長寿センターが、厚生労働省の助成を受けて、介護にあたる家族の悩みを受け止めるために設立いたしました。フリーダイヤルで、介護の悩みごとや諸制度利用の相談に応じてくれます。

```
社会福祉法人　浴風会　「介護支え合い相談」

フリーダイヤル
ＴＥＬ：0120-070-608（月～金　10：00～15：00）
ＦＡＸ：0120-502-588（24時間受付）
```

受付時間：月曜日～金曜日　午前10：00～午後3：00
（土・日・祝日・年末年始などはお休みです）
＊ＦＡＸは、24時間受け付けます。
＊ご相談にあたっては、プライバシーを尊重し、秘密は厳守いたします。

### 「介護支え合い相談」の活動

　2000年4月に介護保険制度がスタートし、利用者の希望を尊重した総合的なサービスを安心して受けられるしくみづくりが着実に進められています。その一方で、日々お年寄りと顔を合わせ、介護の中心的存在として奮闘している介護者の"心のケア"への取り組みはまだ十分とはいえない状況にあります。
　だれにも打ち明けられず、介護の苦労をひとりで抱えこんでいる人が大勢いる中で、少しでもお役に立つことができれば…、という趣旨で始まったのが電話相談事業『介護支え合い相談』です。

### 介護を担う人の"駆け込み寺"を目指して

　厚生労働省の助成を受けて、2000年10月2日からスタートしたこの事業は、一定の研修を受けた登録市民ボランティア相談員が、フリーダイヤルの専用回線5本を通して、全国から寄せられるさまざまな介護の悩みにおこたえしています。事務局を担当している社会福祉法人 浴風会は、高齢社会に関する問題の研究・広報機関でもあります。
　相談事業開始から現在までに寄せられた相談は1日平均20件で、1件あたりの平均所要時間は30～40分です。そのうち8割以上が女性からの電話で、サービス提供者とのトラブル、家族間のあつれきや介護者の心身疲労の悩みなど、相談の内容は多岐にわたっています。介護の受け止め方や苦労の度合いもさまざまです。ただそこで介護の悩みを自分ひとりで抱えこんでしまっては、どんどん追いつめられていくばかりです。

介護保険などの具体的な情報は市町村の窓口で入手できますが、たとえそこに相談窓口があっても、プライバシーにかかわる介護の悩みについては口に出しにくく、小さな地域などでは人の目が気になることもあります。
　その点、電話相談は全国どこからでも無料でかけられ、匿名で顔も見えません。そんな利点をいかして、気軽に安心して何でも相談することができるのです。
　「先日、話を聞いてもらい、アドバイスを受けたことで気持ちが楽になりました。久しぶりに心にゆとりをもって介護にあたることができました。ありがとうございました」と報告してくれる明るい介護者の声は、相談員にとっていちばんの喜びです。
　『介護者支え合い相談』は、介護を担う人たちにとっての気持のうえでの"駆け込み寺"でありたいと、日々活動を続けています。

### 経験豊かな相談員が必要な情報を提供

　相談員は、高齢化に関するさまざまな活動をしている諸団体を通じて公募、採用されました。平均年齢は、実際に介護を担っている人たちとほぼ同世代の50歳代で、介護の経験者でもあります。相談事業開始以前から一定の研修を経て、相談にのぞんでいます。また日々の業務終了後には必ず反省会を開き、さらに月に一度の研修会で研鑽を続けるなど、相談員の質の向上に努めています。
　『介護支え合い相談』では、直接、施設の紹介などはできませんが、ひとつひとつの介護の悩みを受け止め、必要な情報の提供や専門機関への取り次ぎを行っています。自分の身に置き換えたらどうなるのかと家族関係を頭に浮かべながら、相談者の立場になって考えるという姿勢で相談を行っています。

### 介護者の声を施策にいかすために

　全国から寄せられた相談内容（秘密は厳守）は整理し、厚生労働省へも定期的に報告するなど、今後、介護保険制度をよりよく運営するためのデータとして活用されています。
　『介護支え合い相談』では電話とファックスで対応しています。匿名で相談を受け、基本的にその場で回答する体制をとっています。介護保険の複雑な内容など、即答できないことに関してはいったん電話を保留し、他のスタッフとも協力してデータ等を調査します。
　ファックスは24時間受け付けており、質問に対して「返事がほしい」と明記してある場合は回答することになっています。
　どういう人が、どういう環境で、どんな介護の悩みを抱えているのかということを知り、簡単には解決できない介護者の悩みをともに考えることは、介護保険制度をよりよく育てていくための大切な一歩となるはずです。
　介護者の声に耳を傾け、少しでもお役に立ちたいと、相談員は常に前向きな気持で今日も電話に向かっています。

## 社団法人認知症の人と家族の会

家族の会　認知症の電話相談（本部）
**0120-294-456**

- 土・日・祝日を除く毎日、午前10：00〜午後3：00まで。
- 全国どこからでも無料（携帯、PHSは不可）。家族の会が行う事業。研修を受けた介護経験者による相談。

■ 全国に支部があります。支部へもお電話下さい。

(C)1998-2008　Alzheimer's Association Japan All Rights Reserved.
社団法人認知症の人と家族の会
＜旧呆け老人をかかえる家族の会＞

## 介護の相談Q＆A

家族の会　認知症の電話相談110番
　　フリーダイヤル：0120-294-456　毎日10：00〜15：00
　　（家族の会が行っています。介護のこと、介護保険のことなどについて介護経験のある会員が相談を受けています。全国からの相談を受けています）

認知症てれほん相談
　　TEL：03-5367-2339　毎週火曜日・金曜日　10：00〜16：00
　　（家族の会東京都支部の世話人が自らの介護経験にも基づき相談に応じています）

認知症110番
　　フリーダイヤル：0120-654-874　毎週月曜日・木曜日　10：00〜15：00
　　（認知症予防財団と毎日新聞社が開設している全国的な電話相談。医療ソーシャルワーカー、看護師、(社)家族の会東京都支部世話人らが相談に応じています）

高齢者介護支え合い相談
　　TEL：0120-070-608　毎週月曜日から金曜日　10：00〜15：00
　　（国際長寿センターの「介護支え合いネットワーク」が行っています）

# 謝　辞

　日本医学歯学情報機構は、独立行政法人　福祉医療機構助成金（長寿社会福祉基金）の交付を受け、日本口腔ケア学会との合同プロジェクトチームによる、介護者を対象とした高齢者の口腔ケアに関する知識と技術の提供事業を推進してまいりました。皆様のご尽力により、各種事業を通して多くの成果を得ることができました。厚く御礼申し上げます。

　製作にあたり、日本口腔ケア学会　鈴木俊夫理事長、（財）口腔保健協会、ネオ・メディク 木下賢治 氏、日本医学歯学情報機構 木田耕太郎 氏、日本口腔ケア学会事務局の方々、ならび関係各位に深甚なる謝意を表します。


（特）日本医学歯学情報機構事務局長
（社）日本口腔ケア学会常務理事
愛知学院大学教授　　夏　目　長　門

## 執筆者一覧 (五十音順)

**監修** 夏目　長門　(特)日本医学歯学情報機構事務局長　(社)日本口腔ケア学会常務理事

**執筆** 足立　了平　(社)日本口腔ケア学会　評議員　神戸常磐大学短期大学部　口腔保健学科　教授

飯野　光喜　山形大学医学部　歯科口腔・形成外科学講座　教授

伊賀　弘起　(社)日本口腔ケア学会　評議員
徳島大学大学院ヘルスバイオサイエンス研究部保健科学部門
口腔保健学講座口腔保健教育学分野　教授

泉　　雅浩　愛知学院大学歯学部歯科放射線学講座　准教授

今井　　努　高山赤十字病院　歯科口腔外科　副部長

宇佐見一公　津島市民病院　歯科口腔外科　医長

宇佐美雄司　独立行政法人　国立病院機構　名古屋医療センター　歯科口腔外科医長

菊谷　　武　(社)日本口腔ケア学会　評議員
日本歯科大学　教授　附属病院　口腔介護・リハビリテーションセンター長
大学院生命歯学研究科　臨床口腔機能学

鈴木　俊夫　(社)日本口腔ケア学会　理事長　鈴木歯科医院　院長

田村　文誉　(社)日本口腔ケア学会　評議員
日本歯科大学歯学部附属病院　口腔介護・リハビリテーションセンター　准教授

西口　浩明　愛知厚生連　海南病院　口腔外科　部長

花形　哲夫　(社)日本口腔ケア学会　評議員　花形歯科医院　院長

林　　康司　名古屋第二日赤病院　歯科口腔外科　部長

福田　光男　愛知学院大学歯学部歯周病学講座　特殊診療科　教授

水野　裕和　津島市民病院　歯科口腔外科　副部長

村松　真澄　(社)日本口腔ケア学会　評議員　札幌市立大学　看護学部　講師

山中　克己　(社)日本口腔ケア学会　副理事長　名古屋学芸大学管理栄養学部長　教授

---

## 認知症高齢者の口腔ケアの理解のために

2011年1月11日　第1版　第1刷　発行

監修　夏 目 長 門

発行　財団法人　口腔保健協会
〒177-0003　東京都豊島区駒込1-43-9
TEL 03-3947-8301　FAX 03-3947-8073
振替 00130-6-9297

(印刷・製本／ネオ・メディク)

乱丁・落丁の際はお取り替えいたします.
ISBN 978-4-89605-268-8　C3047

©Nagato Natsume 2010. Printed in Japan
本書の内容を無断で複写・複製・転写すると，著作権・出版権の侵害となりますのでご注意ください.

**JCOPY** ＜(社)出版者著作権管理機構　委託出版物＞
本書の無断複製は著作権法上での例外を除き禁じられています. 複写される場合は, そのつど事前に, (社)出版者著作権管理機構 (電話 06-3513-6969, FAX 03-3513-6979, e-mail：info@jcopy.or.jp)の許諾を得てください.